PALEO KOKBOK 2022

MUNTLIGA RECEPT FÖR ALLA TILLFÄLLEN

JONAS BJORK

Innehållsförteckning

Rökt babyback revben med äppel-senapsmoppsås 9
Revben 9
Sås 9
Ugn BBQ Fläsk i lantlig stil med färsk ananassallad 12
Kryddig fläskgulasch 14
Gulasch 14
Kål 14
Italienska korv köttbullar Marinara med skivad fänkål och lök sauté 16
Köttbullar 16
Marinara 16
Fläskfyllda zucchinibåtar med basilika och pinjenötter 18
Curried fläsk och ananas "Noodle" skålar med kokosmjölk och örter 20
Kryddiga grillade fläskbiffar med syrlig gurksallad 22
Zucchini-Crust Pizza med soltorkad tomatpesto, paprika och italiensk korv 24
Rökt citron-koriander lammlår med grillad sparris 26
Lamm Hot Pot 28
Lammgryta med selleri-rotnudlar 30
Franska lammkotletter med granatäpple-dadelchutney 32
Chutney 32
Lammkotletter 32
Chimichurri lammkotletter med sauterad radicchioslaw 34
Ancho-och-salvia-gnidade lammkotletter med morots-sötpotatisremoulad 36
Lammkotletter med schalottenlök, mynta och oregano Rub 38
lamm 38
Sallad 38
Trädgårdsfyllda lammburgare med rödpepparcoulis 40
Red Pepper Coulis 40
Hamburgare 40
Dubbel-Oregano Lamm Kabobs med Tzatziki-sås 43
Lamm Kabobs 43
Tzatziki sås 43

Stekt kyckling med saffran och citron 45

Spatchcocked kyckling med Jicama Slaw... 47

Kyckling 47

Kålsallad 47

Rostad kycklingbakdel med vodka, morot och tomatsås.................................. 50

Poulet Rôti och Rutabaga Frites.. 52

Triple-Mushroom Coq au Vin med gräslökmosad Rutabagas........................... 54

Peach-Brandy-Glaserade trumpinnar... 56

Peach-Brandy Glaze... 56

Chilemarinerad kyckling med mango-melonsallad 58

Kyckling 58

Sallad 58

Tandoori-stil kycklinglår med gurka Raita 61

Kyckling 61

Gurka Raita 61

Curry-kycklinggryta med rotfrukter, sparris och grön äpple-mintrelish 63

Grillad kyckling Paillard sallad med hallon, rödbetor och rostad mandel 65

Broccoli Rabe-fyllda kycklingbröst med färsk tomatsås och caesarsallad............. 68

Grillad kyckling shawarma wraps med kryddade grönsaker och pinjenötsdressing
.... 70

Ugnsbräserade kycklingbröst med svamp, vitlöksmosad blomkål och rostad sparris
.... 72

Thailändsk kycklingsoppa 74

Citron- och salviastekt kyckling med endive... 76

Kyckling med salladslök, vattenkrasse och rädisor 79

Kyckling Tikka Masala.. 81

Ras el Hanout kycklinglår.. 84

Star Fruit Adobo kycklinglår över bräserad spenat.. 86

Kyckling-Poblano Kål Tacos med Chipotle Mayo 88

Kycklinggryta med babymorötter och Bok Choy... 90

Cashew-apelsin kyckling- och paprikaröra i salladswraps............................... 92

Vietnamesisk kokos-citrongräskyckling.. 94

Grillad kyckling och äppel Escarole sallad 97

Toskansk kycklingsoppa med grönkålsband 99

Kyckling Larb... 101

Kycklingburgare med Szechwan Cashewsås 103
Szechwan cashewsås 103
Turkiska kycklingwraps 105
Spanska Cornish höns 107
Pistaschrostade Cornish-höns med ruccola, aprikos och fänkålssallad 109
Ankbröst med granatäpple och jicama sallad 112
Grillade remsbiffar med riven rotfruktshash 115
Asiatiskt nötkött och grönsaksröra 117
Ceder-plankade filéer med asiatisk slather och slaw 119
Pann-stekt Tri-Tip biffar med blomkål Peperonata 122
Flat-Iron Steaks au Poivre med svamp-dijonsås 124
Biffar124
Sås   124
Grillade plattjärnsbiffar med chipotle-karamelliserad lök och salsalsallad 127
Biffar127
Salsa sallad 127
Karamelliserad lök 127
Grillade Ribeyes med örtlök och vitlök "smör" 130
Ribeye sallad med grillade rödbetor 132
Korta revben i koreansk stil med sauterad ingefärakål 134
Beef Short Ribs med Citrus-Fänkål Gremolata 137
Revben 137
Pannrostad squash 137
Gremolata 137
Biffbiffar i svensk stil med senap-dillgurksallad 140
Gurksallad 140
Biffbiffar 140
Kvävda biffburgare på ruccola med rostade rotfrukter 144
Grillade nötköttsburgare med Sesam-Crusted Tomater 147
Hamburgare på en pinne med Baba Ghanoush-doppsås 149
Rökig fylld paprika 151
Bisonburgare med cabernetlök och ruccola 153
Bison- och lammköttslimpa på mangold och sötpotatis 156
Äppel-vinbär-sås Bison köttbullar med Zucchini Pappardelle 159
Köttbullar 159

Äppel-vinbärssås 159
Zucchini Pappardelle 159
Bison-Porcini Bolognese med Rostad Vitlöks Spaghetti Squash 162
Bison Chili con Carne 164
Marockansk-kryddade bisonbiffar med grillade citroner 166
Herbes de Provence-gnidad bison främrefiléstek 167
Kaffebräserad Bison Short Ribs med Tangerine Gremolata och Selleri Root Mash
.... 169
Marinad 169
Bräsera 169
Biffbensbuljong 172
Tunisisk kryddgnidad fläskaxel med kryddig sötpotatisfrites 174
Fläsk 174
Pommes frites 174
Kubansk grillad fläskaxel 176
Italiensk kryddgnidad fläskstek med grönsaker 179
Slow Cooker Pork Mole 181
Kumminkryddad fläsk- och squashgryta 183
Fruktfylld topplommestek med konjaksås 185
Steka 185
Brännvinssås 185
Porchetta-stil fläskstek 188
Tomatillo-bräserad fläskkarré 190
Aprikosfylld fläskfilé 192
Örtstekt fläskfilé med krispig vitlöksolja 194
Indisk-kryddat fläsk med kokosnötssås 195
Fläsk Scaloppini med kryddade äpplen och kastanjer 196
Fläsk Fajita Woka 199
Fläskfilé med portvin och katrinplommon 200
Moo Shu-stil fläsk i salladsbägare med snabba inlagda grönsaker 202
Inlagda grönsaker 202
Fläsk 202
Fläskkotletter med macadamia, salvia, fikon och potatismos 204
Stekgryta-rostade rosmarin-lavendel fläskkotletter med vindruvor och rostade
    valnötter 206

Fläskkotletter alla Fiorentina med grillad broccoli Rabe 208
Escarole-fyllda fläskkotletter 210
Fläskkotletter med dijon-pekannötter 213
Valnötsfläsk med björnbärsspenatsallad 214
Fläskschnitzel med sötsur rödkål 216
Kål   216
Fläsk 216

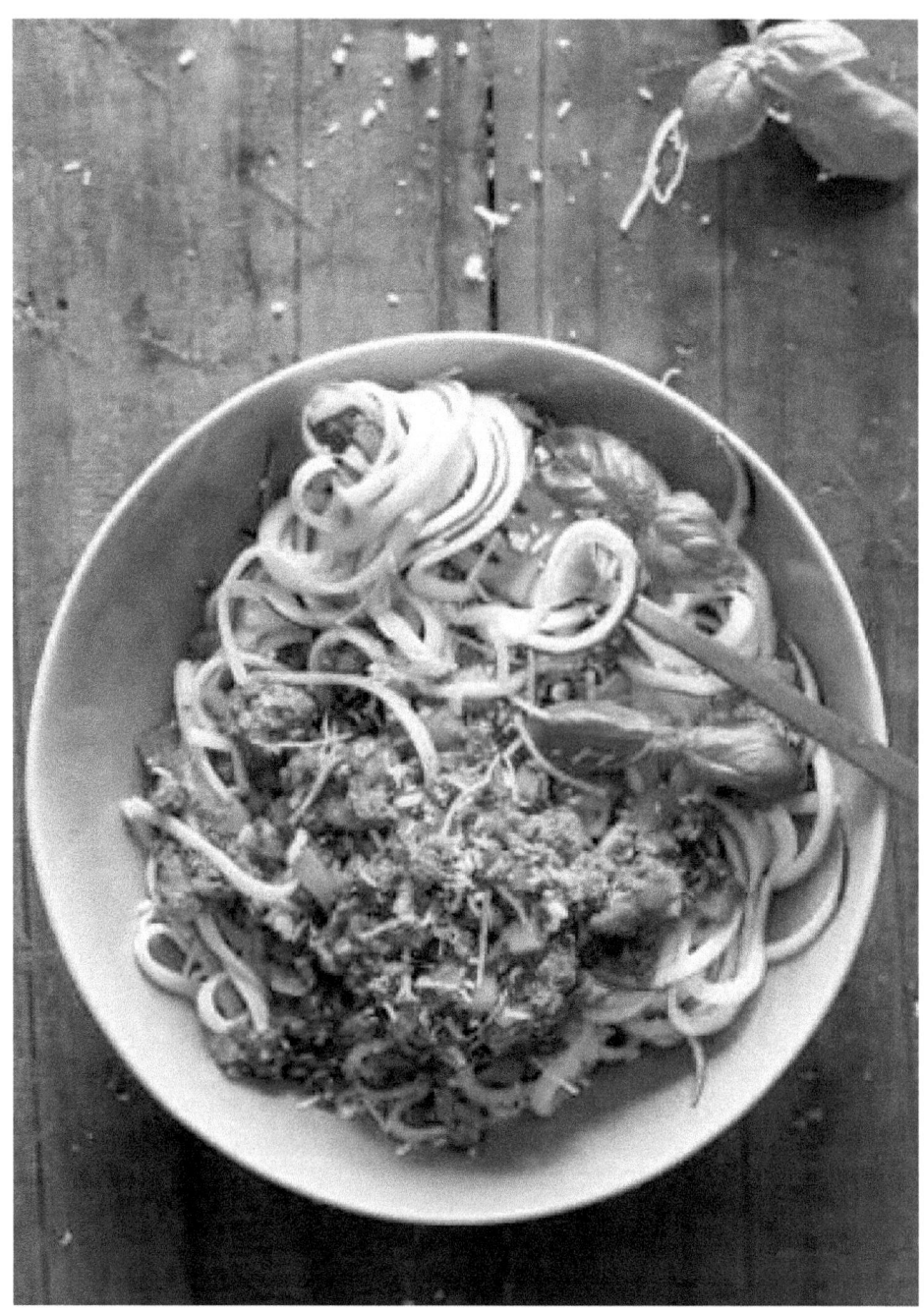

RÖKT BABYBACK REVBEN MED ÄPPEL-SENAPSMOPPSÅS

BLÖTA:1 timme stå: 15 minuter rök: 4 timmar koka: 20 minuter gör: 4 portioner FOTO

DEN RIKA SMAKEN OCH KÖTTIGA KONSISTENSEN AV RÖKT REVBEN KRÄVER NÅGOT COOLT OCH KRISPIGT ATT GÅ TILLSAMMANS MED. NÄSTAN VILKEN SLAW SOM HELST DUGER, MEN FÄNKÅLSSLAW (SE RECEPT OCH AVBILDAD HÄR), ÄR SÄRSKILT BRA.

REVBEN
8 till 10 äppel- eller hickoryträbitar
3 till 3½ pund fläskkarré babyback revben
¼ kopp rökig krydda (se recept)

SÅS
1 medelstort kokt äpple, skalat, urkärnat och tunt skivat
¼ kopp hackad lök
¼ kopp vatten
¼ kopp cidervinäger
2 matskedar Dijon-Senap (se recept)
2 till 3 matskedar vatten

1. Blötlägg vedbitar i tillräckligt med vatten för att täcka minst 1 timme före röktillagning. Häll av före användning. Skär bort synligt fett från revbenen. Dra vid behov bort det tunna hinnan från baksidan av revbenen. Lägg revbenen i en stor grund panna. Strö jämnt med Smoky Seasoning; gnugga in med fingrarna. Låt stå i rumstemperatur i 15 minuter.

2. I en rökare ordna förvärmda kol, dränerade vedbitar och vattenpanna enligt tillverkarens anvisningar. Häll vatten i

pannan. Lägg revbenen, med bensidorna nedåt, på gallret över vattenpanna. (Eller lägg revbenen i ett revbensgaller; placera revbensgallen på grillgallret.) Täck över och rök i 2 timmar. Håll en temperatur på cirka 225°F i rökaren under hela rökningen. Tillsätt ytterligare kol och vatten efter behov för att upprätthålla temperatur och fukt.

3. Under tiden, för moppsås, kombinera äppelskivor, lök och ¼ kopp vatten i en liten kastrull. Koka upp; Sänk värmen. Sjud under lock i 10 till 12 minuter eller tills äppelskivorna är väldigt mjuka, rör om då och då. Kyl något; överför odränat äpple och lök till en matberedare eller mixer. Täck över och bearbeta eller blanda tills det är slätt. Lägg tillbaka purén i kastrullen. Rör i vinäger och senap i Dijon-stil. Koka på medelhög värme i 5 minuter, rör om då och då. Tillsätt 2 till 3 matskedar vatten (eller mer, efter behov) för att göra såsen konsistensen av en vinägrett. Dela såsen i tredjedelar.

4. Efter 2 timmar, pensla revbenen generöst med en tredjedel av moppsåsen. Täck och rök 1 timme till. Pensla igen med ytterligare en tredjedel av moppsåsen. Slå in varje skiva revben i tjock folie och lägg tillbaka revbenen på rökaren, lägg dem ovanpå varandra om det behövs. Täck och rök i 1 till 1½ timme till eller tills revbenen är mjuka.*

5. Packa upp revbenen och pensla med den återstående tredjedelen av moppsåsen. Skär revbenen mellan benen för att servera.

*Tips: För att testa ömheten hos revbenen, ta försiktigt bort folien från en av revbensplattorna. Plocka upp revbensplattan med en tång, håll plattan i den översta fjärdedelen av plattan. Vänd på revbensskivan så att den köttiga sidan är nedåt. Om revbenen är möra bör plattan börja falla isär när du tar upp den. Om den inte är mör, slå in igen i folie och fortsätt att röka revbenen tills den är mjuk.

UGN BBQ FLÄSK I LANTLIG STIL MED FÄRSK ANANASSALLAD

FÖRBEREDELSER:20 minuter tillagning: 8 minuter bakning: 1 timme 15 minuter gör: 4 portioner

FLÄSK I LANTLIG STIL ÄR KÖTTIG,BILLIGT OCH, OM DET BEHANDLAS PÅ RÄTT SÄTT - SOM TILLAGAT LÅGT OCH LÅNGSAMT I EN RÖRA AV BARBECUESÅS - BLIR DET SMÄLTANDE MÖRA.

2 pund benfria lantliga revbensspjäll
¼ tesked svartpeppar
1 msk raffinerad kokosolja
½ kopp färsk apelsinjuice
1½ dl BBQ-sås (se recept)
3 koppar strimlad grön- och/eller rödkål
1 kopp strimlade morötter
2 dl finhackad ananas
⅓ kopp Bright Citrus Vinaigrette (se recept)
BBQ-sås (se recept) (valfritt)

1. Värm ugnen till 350°F. Strö fläsk med peppar. Värm kokosolja på medelhög värme i en extra stor stekpanna. Lägg till fläsk revben; koka i 8 till 10 minuter eller tills de fått färg och vänder sig till att få en jämn färg. Lägg revbenen i en 3-quarts rektangulär ugnsform.

2. För sås, tillsätt apelsinjuice i stekpannan, rör om för att skrapa upp eventuella brynta bitar. Rör ner 1½ koppar BBQ-sås. Häll såsen över revbenen. Vänd revbenen så att de täcks med sås (använd eventuellt en konditorivaror för att pensla såsen över revbenen). Täck ugnsformen ordentligt med aluminiumfolie.

3. Grädda revben i 1 timme. Ta bort folien och pensla revbenen med sås från ugnsformen. Grädda ca 15 minuter till eller tills revbenen är mjuka och bruna och såsen har tjocknat något.

4. Under tiden, för ananassallad, kombinera kål, morötter, ananas och Bright Citrus Vinaigrette. Täck över och kyl till servering.

5. Servera revben med slaw och, om så önskas, ytterligare BBQ-sås.

KRYDDIG FLÄSKGULASCH

FÖRBEREDELSER:20 minuter tillagning: 40 minuter gör: 6 portioner

DENNA GRYTA I UNGERSK STIL SERVERASPÅ EN BÄDD AV KRISPIG, KNAPPT VISSEN KÅL FÖR EN ENRÄTTSMÅLTID. KROSSA KUMMINEN I EN MORTEL OCH MORTELSTÖT OM DU HAR. OM INTE, KROSSA DEM UNDER DEN BREDA SIDAN AV EN KOCKKNIV GENOM ATT TRYCKA NER KNIVEN FÖRSIKTIGT MED KNYTNÄVEN.

GULASCH

- 1½ pund malet fläsk
- 2 koppar hackad röd, orange och/eller gul paprika
- ¾ kopp finhackad rödlök
- 1 liten färsk röd chili, kärnad och finhackad (se dricks)
- 4 teskedar Smoky Seasoning (se recept)
- 1 tsk kummin, krossade
- ¼ tesked mald mejram eller oregano
- 1 14-ounce burk utan salttillsatta tärnade tomater, odränerade
- 2 msk rödvinsvinäger
- 1 msk fint strimlat citronskal
- ⅓ kopp klippt färsk persilja

KÅL

- 2 matskedar olivolja
- 1 medelstor lök, skivad
- 1 litet huvud grön eller rödkål, urkärnad och tunt skivad

1. För gulaschen, tillaga malet fläsk, paprika och lök i en stor holländsk ugn på medelhög värme i 8 till 10 minuter eller tills fläsket inte längre är rosa och grönsakerna är knapriga, rör om med en träslev att bryta upp kött. Häll av fett. Sänk värmen till låg; tillsätt röd chili, rökkrydda,

kumminfrön och mejram. Täck över och koka i 10 minuter. Tillsätt odränerade tomater och vinäger. Koka upp; Sänk värmen. Sjud under lock i 20 minuter.

2. Under tiden, för kål, i en extra stor stekpanna värm olja på medelvärme. Tillsätt löken och koka tills den mjuknat, cirka 2 minuter. Lägg till kål; rör om för att kombinera. Sänk värmen till låg. Koka cirka 8 minuter eller tills kålen är precis mjuk, rör om då och då.

3. För att servera, lägg lite av kålblandningen på en tallrik. Toppa med gulasch och strö över citronskal och persilja.

ITALIENSKA KORV KÖTTBULLAR MARINARA MED SKIVAD FÄNKÅL OCH LÖK SAUTÉ

FÖRBEREDELSER: 30 minuter bakning: 30 minuter tillagning: 40 minuter gör: 4 till 6 portioner

DETTA RECEPT ÄR ETT SÄLLSYNT EXEMPEL AV EN KONSERVERAD PRODUKT SOM FUNGERAR LIKA BRA SOM — OM INTE BÄTTRE ÄN — DEN FÄRSKA VERSIONEN. OM DU INTE HAR TOMATER SOM ÄR VÄLDIGT, VÄLDIGT MOGNA FÅR DU INTE LIKA BRA KONSISTENS I EN SÅS MED FÄRSKA TOMATER SOM DU KAN MED KONSERVERADE TOMATER. SE BARA TILL ATT DU ANVÄNDER EN PRODUKT UTAN SALTTILLSATS – OCH ÄNNU BÄTTRE, EKOLOGISK.

KÖTTBULLAR
- 2 stora ägg
- ½ kopp mandelmjöl
- 8 vitlöksklyftor, hackade
- 6 matskedar torrt vitt vin
- 1 matsked paprika
- 2 tsk svartpeppar
- 1 tsk fänkålsfrön, lätt krossade
- 1 tsk torkad oregano, krossad
- 1 tsk torkad timjan, krossad
- ¼ till ½ tesked cayennepeppar
- 1½ pund malet fläsk

MARINARA
- 2 matskedar olivolja
- 2 15-ounce burkar krossade tomater utan salttillsats eller en 28-ounce burk krossade tomater utan salttillsats

½ kopp klippt färsk basilika

3 medelstora fänkålslökar, halverade, urkärnade och tunt skivade

1 stor söt lök, halverad och tunt skivad

1. Värm ugnen till 375°F. Klä en stor kantad bakplåt med bakplåtspapper; avsätta. Vispa ihop ägg, mandelmjöl, 6 hackad vitlöksklyfta, 3 matskedar av vinet, paprikan, 1½ tsk svartpeppar, fänkålsfrön, oregano, timjan och cayennepeppar i en stor skål. Tillsätt fläsket; blanda väl. Forma fläskblandningen till 1½-tums köttbullar (bör ha cirka 24 köttbullar); arrangera i ett enda lager på den förberedda bakplåten. Grädda ca 30 minuter eller tills de fått lite färg, vänd en gång medan du gräddar.

2. Under tiden, för marinarasås, värm 1 matsked av olivoljan i en 4- till 6-quart holländsk ugn. Tillsätt de 2 återstående hackade vitlöksklyftorna; koka ca 1 minut eller tills den precis börjar få färg. Tillsätt snabbt de återstående 3 msk vin, de krossade tomaterna och basilikan. Koka upp; Sänk värmen. Sjud utan lock i 5 minuter. Rör försiktigt ner de kokta köttbullarna i marinarasåsen. Täck över och låt sjuda i 25 till 30 minuter.

3. Under tiden värmer du resterande 1 msk olivolja i en stor stekpanna på medelvärme. Rör ner den skivade fänkålen och löken. Koka i 8 till 10 minuter eller tills den är mjuk och lätt brynt, rör om ofta. Krydda med resterande ½ tsk svartpeppar. Servera köttbullarna och marinarasåsen över fänkåls- och löksautén.

FLÄSKFYLLDA ZUCCHINIBÅTAR MED BASILIKA OCH PINJENÖTTER

FÖRBEREDELSER: 20 minuter tillagning: 22 minuter gräddning: 20 minuter gör: 4 portioner

BARN KOMMER ATT ÄLSKA DENNA ROLIGA MATRÄTT AV URHOLKAD ZUCCHINI FYLLD MED MALET FLÄSK, TOMATER OCH PAPRIKA. OM DU VILL, RÖR I 3 MATSKEDAR BASILIKAPESTO (SE RECEPT) ISTÄLLET FÖR FÄRSK BASILIKA, PERSILJA OCH PINJENÖTTER.

2 medelstora zucchini
1 msk extra virgin olivolja
12 uns malet fläsk
¾ kopp hackad lök
2 vitlöksklyftor, hackade
1 dl hackade tomater
⅔ kopp finhackad gul eller orange paprika
1 tsk fänkålsfrön, lätt krossade
½ tsk krossade rödpepparflingor
¼ kopp klippt färsk basilika
3 matskedar klippt färsk persilja
2 msk pinjenötter, rostade (se dricks) och grovt hackad
1 tsk fint strimlat citronskal

1. Värm ugnen till 350°F. Halvera zucchinin på längden och skrapa försiktigt ut mitten, lämna kvar ett ¼ tum tjockt skal. Grovhacka zucchinimassan och ställ åt sidan. Arrangera zucchinihalvor, med de skurna sidorna uppåt, på en folieklädd plåt.

2. För fyllning, värm olivoljan i en stor stekpanna på medelhög värme. Tillsätt malet fläsk; koka tills det inte längre är

rosa, rör om med en träslev för att bryta upp köttet. Häll av fett. Sänk värmen till medium. Tillsätt den reserverade zucchinimassan, löken och vitlöken; koka och rör om ca 8 minuter eller tills löken är mjuk. Rör ner tomater, paprika, fänkålsfrön och krossad röd paprika. Koka cirka 10 minuter eller tills tomaterna är mjuka och börjar brytas ner. Ta bort pannan från värmen. Rör ner basilika, persilja, pinjenötter och citronskal. Fördela fyllningen mellan zucchiniskalen, skär i lite. Grädda i 20 till 25 minuter eller tills zucchiniskalen är knapriga.

CURRIED FLÄSK OCH ANANAS "NOODLE" SKÅLAR MED KOKOSMJÖLK OCH ÖRTER

FÖRBEREDELSER:30 minuter tillagning: 15 minuter bakning: 40 minuter gör: 4 portionerFOTO

1 stor spaghetti squash
2 msk raffinerad kokosolja
1 pund malet fläsk
2 msk finhackad salladslök
2 msk färsk limejuice
1 msk finhackad färsk ingefära
6 vitlöksklyftor, hackade
1 msk malet citrongräs
1 matsked rött currypulver i thailändsk stil utan salt
1 kopp hackad röd paprika
1 dl hackad lök
½ kopp julienneskuren morot
1 baby bok choy, skivad (3 koppar)
1 dl skivad färsk knappsvamp
1 eller 2 thailändska fågel chili, tunt skivad (se dricks)
1 13,5-ounce burk naturlig kokosmjölk (som Nature's Way)
½ kopp kycklingbensbuljong (se recept) eller kycklingbuljong utan salttillsats
¼ kopp färsk ananasjuice
3 matskedar osaltat cashewsmör utan olja
1 kopp färsk ananas i tärningar, i tärningar
Limeklyftor
Färsk koriander, mynta och/eller thailändsk basilika
Hackade rostade cashewnötter

1. Värm ugnen till 400°F. Mikrovågsugn spaghetti squash på hög i 3 minuter. Skär försiktigt squashen på mitten på längden och skrapa ur fröna. Gnid in 1 matsked av kokosoljan över de skurna sidorna av squashen. Lägg squashhalvorna med de skurna sidorna nedåt på en plåt. Grädda i 40 till 50 minuter eller tills squashen lätt kan stickas igenom med en kniv. Använd pinnarna på en gaffel, skrapa köttet från skalen och håll varmt tills det ska serveras.

2. Under tiden kombinerar du fläsk, salladslök, limejuice, ingefära, vitlök, citrongräs och curry i en medelstor skål; blanda väl. Värm den återstående 1 matskeden av kokosoljan på medelhög värme i en extra stor stekpanna. Tillsätt fläskblandning; koka tills det inte längre är rosa, rör om med en träslev för att bryta upp köttet. Tillsätt paprikan, löken och moroten; koka och rör om cirka 3 minuter eller tills grönsakerna är knapriga. Rör ner bok choy, svamp, chili, kokosmjölk, kycklingbensbuljong, ananasjuice och cashewsmör. Koka upp; Sänk värmen. Lägg till ananas; låt puttra utan lock tills den är genomvärmd.

3. För att servera, dela spaghetti squash mellan fyra serveringsskålar. Häll curryfläsket över squashen. Servera med limeklyftor, örter och cashewnötter.

KRYDDIGA GRILLADE FLÄSKBIFFAR MED SYRLIG GURKSALLAD

FÖRBEREDELSER: 30 minuter grill: 10 minuter stå: 10 minuter gör: 4 portioner

DEN KNAPRIGA GURKSALLADENSMAKSATT MED FÄRSK MYNTA ÄR ETT SVALKANDE OCH UPPFRISKANDE KOMPLEMENT TILL DE KRYDDIGA FLÄSKBURGARNA.

⅓ kopp olivolja
¼ kopp hackad färsk mynta
3 msk vitvinsvinäger
8 vitlöksklyftor, hackade
¼ tesked svartpeppar
2 medelstora gurkor, mycket tunt skivade
1 liten lök, skuren i tunna skivor (ca ½ kopp)
1¼ till 1½ pund malet fläsk
¼ kopp hackad färsk koriander
1 till 2 medelstora färska jalapeño eller serrano chilipeppar, kärnade (om så önskas) och finhackade (se dricks)
2 medelstora röda paprikor, kärnade och i fjärdedelar
2 tsk olivolja

1. Vispa ihop ⅓ kopp olivolja, mynta, vinäger, 2 hackad vitlöksklyfta och svartpeppar i en stor skål. Lägg i skivad gurka och lök. Rör om tills det är väl täckt. Täck över och kyl tills du ska servera, rör om en eller två gånger.

2. Kombinera fläsk, koriander, chilipeppar och de återstående 6 hackade vitlöksklyftorna i en stor skål. Forma till fyra ¾-tums tjocka biffar. Pensla pepparfjärdedelar lätt med 2 tsk olivolja.

3. För en kol- eller gasgrill, placera biffar och paprikakvartar direkt på medelvärme. Täck över och grilla tills en omedelbar termometer som sätts in i sidorna av fläskbiffar registrerar 160°F och pepparkvartarna är mjuka och lätt förkolnade, vänd biffar och paprikakvartar en gång halvvägs genom grillningen. Vänta 10 till 12 minuter för biffar och 8 till 10 minuter för pepparkvartarna.

4. När pepparkvartarna är klara, slå in dem i en bit folie för att helt omsluta. Låt stå i cirka 10 minuter eller tills den är tillräckligt kall för att hantera. Dra försiktigt bort pepparskalet med en vass kniv. Skiva pepparfjärdedelar på längden tunt.

5. För att servera, rör om gurksallad och skeda jämnt på fyra stora serveringsfat. Lägg en fläskbiff på varje tallrik. Lägg röd paprikaskivorna jämnt ovanpå biffarna.

ZUCCHINI-CRUST PIZZA MED SOLTORKAD TOMATPESTO, PAPRIKA OCH ITALIENSK KORV

FÖRBEREDELSER:30 minuter tillagning: 15 minuter bakning: 30 minuter gör: 4 portioner

DET HÄR ÄR KNIV-OCH-GAFFEL PIZZA.SE TILL ATT TRYCKA NER KORVEN OCH PAPRIKAN LÄTT I DEN PESTOBELAGDA SKORPAN SÅ ATT PÅLÄGGEN FÄSTER TILLRÄCKLIGT MYCKET FÖR ATT PIZZAN SKA SKÄRAS SNYGGT.

2 matskedar olivolja
1 msk finmalen mandel
1 stort ägg, lätt uppvispat
½ kopp mandelmjöl
1 matsked klippt färsk oregano
¼ tesked svartpeppar
3 vitlöksklyftor, hackade
3½ koppar strimlad zucchini (2 medelstora)
Italiensk korv (se recept, Nedan)
1 msk extra virgin olivolja
1 paprika (gul, röd eller hälften av varje), kärnad och skär i mycket tunna strimlor
1 liten lök, tunt skivad
Soltorkad tomatpesto (se recept, Nedan)

1. Värm ugnen till 425°F. Pensla en 12-tums pizzapanna med 2 matskedar olivolja. Strö över mald mandel; avsätta.

2. För skorpa, kombinera ägg, mandelmjöl, oregano, svartpeppar och vitlök i en stor skål. Lägg strimlad zucchini i en ren handduk eller bit ostduk. Linda tätt

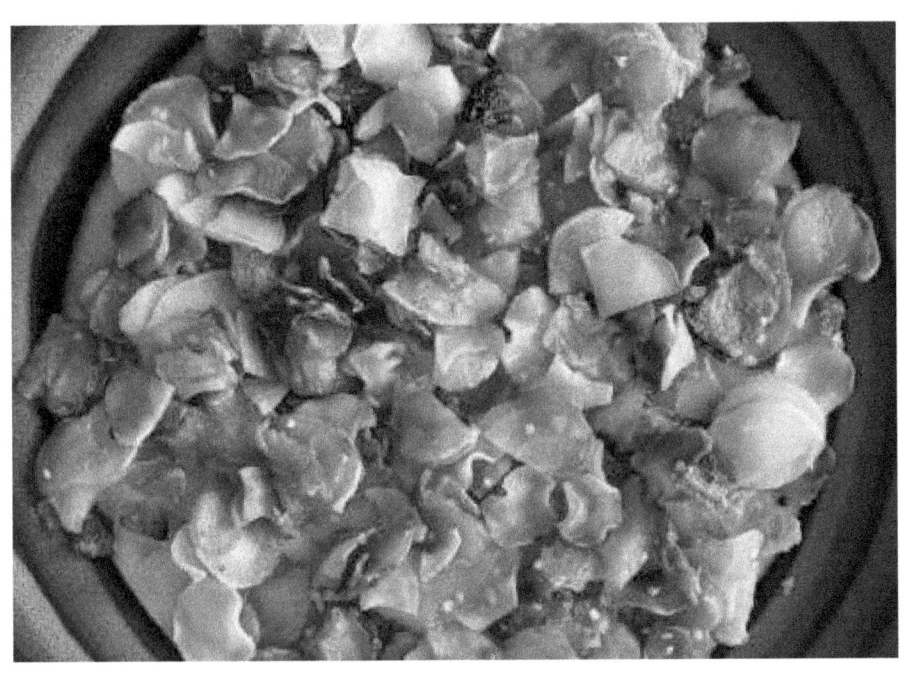

RÖKT CITRON-KORIANDER LAMMLÅR MED GRILLAD SPARRIS

BLÖTA: 30 minuter förberedelse: 20 minuter grill: 45 minuter stå: 10 minuter gör: 6 till 8 portioner

DEN HÄR RÄTTEN ÄR ENKEL MEN ELEGANT TVÅ INGREDIENSER SOM KOMMER TILL SIN RÄTT UNDER VÅREN — LAMM OCH SPARRIS. ATT ROSTA KORIANDERFRÖNA FÖRSTÄRKER DEN VARMA, JORDNÄRA, NÅGOT SYRLIGA SMAKEN.

1 kopp hickory träflis

2 msk korianderfrön

2 msk fint strimlat citronskal

1½ tsk svartpeppar

2 msk klippt färsk timjan

1 2 till 3 pund benfritt lammlår

2 knippen färsk sparris

1 msk olivolja

¼ tesked svartpeppar

1 citron, skuren i fjärdedelar

1. Blötlägg hickorychips i tillräckligt med vatten i en skål minst 30 minuter före röktillagning; avsätta. Under tiden rosta korianderfrön i en liten stekpanna på medelvärme i cirka 2 minuter eller tills de doftar och sprakar, rör om ofta. Ta bort frön från stekpannan; låt svalna. När frön har svalnat, krossa grovt i en mortel och mortelstöt (eller lägg frön på en skärbräda och krossa dem med baksidan av en träslev). I en liten skål kombinera krossade korianderfrön, citronskal, 1½ teskedar peppar och timjan; avsätta.

2. Ta bort nät från lammstek om det finns. På en arbetsyta öppna upp steken, med feta sidan nedåt. Strö hälften av

kryddblandningen över köttet; gnugga in med fingrarna. Rulla ihop steken och knyt med fyra till sex stycken kökssnöre av 100 % bomull. Strö den återstående kryddblandningen över stekens utsida, tryck lätt för att fästa.

3. För en kolgrill, arrangera medelvarma kol runt en dropppanna. Testa för medelvärme ovanför pannan. Strö den avrunna flisen över kolen. Lägg lammstek på grillgallret över dropppannan. Täck över och rök i 40 till 50 minuter för medium (145°F). (För en gasolgrill, förvärm grillen. Sänk värmen till medel. Justera för indirekt tillagning. Rök enligt ovan, förutom att tillsätta avrunna flis enligt tillverkarens anvisningar.) Täck steken löst med folie. Låt stå i 10 minuter innan du skär upp.

4. Trimma under tiden träiga toppar från sparris. I en stor skål släng sparris med olivolja och ¼ tsk peppar. Lägg sparris runt grillens ytterkanter, direkt över kolen och vinkelrätt mot grillgallret. Täck över och grilla i 5 till 6 minuter tills den är mjuk. Pressa citronklyftor över sparrisen.

5. Ta bort snöret från lammsteken och skiva köttet tunt. Servera kött med grillad sparris.

LAMM HOT POT

FÖRBEREDELSER: 30 minuter tillagning: 2 timmar 40 minuter gör: 4 portioner

VÄRM UPP MED DENNA SALTA GRYTAEN HÖST- ELLER VINTERNATT. GRYTAN SERVERAS ÖVER EN SAMMETSLEN ROTSELLERI-PALSTERNACKA-RÖRA SMAKSATT MED DIJON-LIKNANDE SENAP, CASHEWGRÄDDE OCH GRÄSLÖK. OBS: ROTSELLERI KALLAS IBLAND ROTSELLERI.

10 svartpepparkorn

6 salviablad

3 hela kryddpeppar

2 2-tums remsor apelsinskal

2 pund benfri lammskuldra

3 matskedar olivolja

2 medelstora lökar, grovt hackade

1 14,5-ounce burk tärnade tomater utan salttillsats, odränerade

1½ koppar nötköttsbuljong (se recept) eller nötbuljong utan salttillsats

¾ kopp torrt vitt vin

3 stora vitlöksklyftor, krossade och skalade

2 pund sellerirot, skalad och skuren i 1-tums kuber

6 medelstora palsternacka, skalade och skurna i 1-tums skivor (ca 2 pund)

2 matskedar olivolja

2 msk cashewkräm (se recept)

1 matsked Dijon-stil senap (se recept)

¼ kopp klippt gräslök

1. För bukett garni, skär en 7-tums kvadrat av ostduk. Lägg pepparkorn, salvia, kryddpeppar och apelsinskal i mitten av ostduken. Ta upp hörnen på ostduken och knyt fast med rent kökssnöre av 100 % bomull. Avsätta.

2. Trimma fett från lammskuldra; skär lamm i 1-tums bitar. Värm 3 matskedar olivolja på medelvärme i en holländsk ugn. Koka lamm, i omgångar om det behövs, i het olja tills det får färg; ta bort från pannan och håll varmt. Lägg lök i pannan; koka i 5 till 8 minuter eller tills de är mjuka och lättbruna. Tillsätt bouquet garni, odränerade tomater, 1¼ koppar nötköttsbuljong, vin och vitlök. Koka upp; Sänk värmen. Sjud under lock i 2 timmar, rör om då och då. Ta bort och kassera bouquet garni.

3. Under tiden, för mos, lägg sellerirot och palsternacka i en stor lagerkruka; täck med vatten. Koka upp på medelhög värme; minska värmen till låg. Täck över och låt sjuda försiktigt i 30 till 40 minuter eller tills grönsakerna är väldigt mjuka när de sticks igenom med en gaffel. Dränera; lägg grönsakerna i en matberedare. Tillsätt den återstående ¼ koppen nötköttsbuljong och 2 matskedar olja; pulsera tills moset är nästan slätt men fortfarande har lite konsistens, stanna en eller två gånger för att skrapa ner sidorna. Överför moset till en skål. Rör ner cashewkräm, senap och gräslök.

4. För att servera, dela moset mellan fyra skålar; toppa med Lamb Hot Pot.

LAMMGRYTA MED SELLERI-ROTNUDLAR

FÖRBEREDELSER: 30 minuter bakning: 1 timme 30 minuter gör: 6 portioner

ROTSELLERI TAR EN HELT ANNANBILDAS I DENNA GRYTA ÄN I LAMMGRYTAN (SERECEPT). EN MANDOLINSKÄRARE ANVÄNDS FÖR ATT SKAPA MYCKET TUNNA REMSOR AV DEN SÖTA OCH NÖTSMAKANDE ROTEN. "NUDLARNA" PUTTRA I GRYTAN TILLS DE ÄR MJUKA.

2 tsk citron-örtkrydda (serecept)

1½ pund lammgryta kött, skuren i 1-tums kuber

2 matskedar olivolja

2 dl hackad lök

1 kopp hackade morötter

1 kopp tärnade kålrot

1 msk finhackad vitlök (6 klyftor)

2 matskedar tomatpuré utan salttillsats

½ dl torrt rött vin

4 koppar nötköttsbuljong (serecept) eller nötbuljong utan salttillsats

1 lagerblad

2 koppar 1-tums tärningar butternut squash

1 kopp tärnad aubergine

1 pund rotselleri, skalad

Hackad färsk persilja

1. Värm ugnen till 250°F. Strö citron-örtkrydda jämnt över lamm. Kasta försiktigt för att täcka. Värm en 6- till 8-quart holländsk ugn över medelhög värme. Tillsätt 1 matsked av olivoljan och hälften av det kryddade lammet i den holländska ugnen. Bryn kött i het olja på alla sidor;

överför brynt kött till en tallrik och upprepa med resterande lamm och olivolja. Sänk värmen till medium.

2. Lägg lök, morötter och kålrot i grytan. Koka och rör om grönsaker i 4 minuter; tillsätt vitlök och tomatpuré och koka 1 minut till. Tillsätt rött vin, nötköttsbuljong, lagerblad och reserverat kött och eventuell ackumulerad juice i grytan. Låt blandningen koka upp. Täck över och placera holländsk ugn i förvärmd ugn. Grädda i 1 timme. Rör ner butternutsquash och aubergine. Återgå till ugnen och grädda i ytterligare 30 minuter.

3. Medan grytan är i ugnen, använd en mandolin för att skiva sellerirot mycket tunt. Skär rotselleriskivor i ½ tum breda remsor. (Du bör ha ca 4 koppar.) Rör ner sellerirotsremsor i gryta. Sjud ca 10 minuter eller tills de är mjuka. Ta bort och släng lagerblad innan grytan serveras. Strö varje portion med hackad persilja.

FRANSKA LAMMKOTLETTER MED GRANATÄPPLE-DADELCHUTNEY

FÖRBEREDELSER: 10 minuter tillagning: 18 minuter sval: 10 minuter gör: 4 portioner

TERMEN "FRANSK" SYFTAR PÅ ETT REVBENFRÅN VILKET FETT, KÖTT OCH BINDVÄV HAR TAGITS BORT MED EN VASS SKALKNIV. DET GER EN ATTRAKTIV PRESENTATION. BE DIN SLAKTARE ATT GÖRA DET ELLER SÅ KAN DU GÖRA DET SJÄLV.

CHUTNEY
- ½ kopp osötad granatäpplejuice
- 1 msk färsk citronsaft
- 1 schalottenlök, skalad och tunt skivad i ringar
- 1 tsk fint strimlat apelsinskal
- ⅓ kopp hackade Medjool-dadlar
- ¼ tesked krossad röd paprika
- ¼ kopp granatäpple arils*
- 1 msk olivolja
- 1 msk hackad färsk italiensk (plattbladig) persilja

LAMMKOTLETTER
- 2 matskedar olivolja
- 8 franska lammkotletter

1. För chutney, kombinera granatäpplejuice, citronsaft och schalottenlök i en liten stekpanna. Koka upp; Sänk värmen. Sjud utan lock i 2 minuter. Tillsätt apelsinskal, dadlar och krossad röd paprika. Låt stå tills det svalnat, ca 10 minuter. Rör ner granatäpple, 1 msk olivolja och persilja. Ställ åt sidan i rumstemperatur fram till servering.

2. För kotletterna, värm 2 msk olivolja i en stor stekpanna på medelvärme. Arbeta i omgångar, tillsätt kotletterna i stekpanna och koka i 6 till 8 minuter för medium rare (145°F), vänd en gång. Toppa kotletterna med chutney.

*Obs: Färska granatäpplen och deras arils, eller frön, är tillgängliga från oktober till februari. Om du inte hittar dem, använd osötade torkade frön för att lägga till crunch till chutneyn.

CHIMICHURRI LAMMKOTLETTER MED SAUTERAD RADICCHIOSLAW

FÖRBEREDELSER:30 minuter marinera: 20 minuter koka: 20 minuter gör: 4 portioner

I ARGENTINA ÄR CHIMICHURRI DEN POPULÄRASTE KRYDDANSOM ÅTFÖLJER LANDETS BERÖMDA GRILLADE BIFF I GAUCHOSTIL. DET FINNS MÅNGA VARIANTER, MEN DEN TJOCKA ÖRTSÅSEN ÄR VANLIGTVIS UPPBYGGD KRING PERSILJA, KORIANDER ELLER OREGANO, SCHALOTTENLÖK OCH/ELLER VITLÖK, KROSSAD RÖD PAPRIKA, OLIVOLJA OCH RÖDVINSVINÄGER. DET ÄR FANTASTISKT PÅ GRILLAD BIFF MEN LIKA LYSANDE PÅ ROSTADE ELLER PANNSTEKTA LAMMKOTLETTER, KYCKLING OCH FLÄSK.

8 lammkotletter, skär 1 tum tjocka

½ kopp Chimichurri-sås (se recept)

2 matskedar olivolja

1 söt lök, halverad och skivad

1 tsk spiskummin, krossade*

1 vitlöksklyfta, finhackad

1 huvud radicchio, kärna ur och skivad i tunna band

1 msk balsamvinäger

1. Lägg lammkotletter i en extra stor skål. Ringla över 2 matskedar av Chimichurri-såsen. Använd fingrarna och gnugga såsen över hela ytan på varje kotlett. Låt kotletterna marinera i rumstemperatur i 20 minuter.

2. Under tiden, för sauterad radicchio-slaw, värm 1 matsked av olivoljan i en extra stor stekpanna. Tillsätt lök, spiskummin och vitlök; koka i 6 till 7 minuter eller tills löken mjuknar, rör om ofta. Lägg till radicchio; koka i 1 till

2 minuter eller tills radicchio bara vissnar något. Överför slaw till en stor skål. Tillsätt balsamvinäger och blanda väl för att kombinera. Täck över och håll varmt.

3. Torka av stekpannan. Tillsätt den återstående 1 msk olivolja i stekpannan och värm på medelhög värme. Tillsätt lammkotletterna; minska värmen till medium. Koka i 9 till 11 minuter eller tills önskad form, vänd kotletterna då och då med en tång.

4. Servera kotletter med slaw och resterande Chimichurri-sås.

*Obs: För att krossa spiskummin, använd en mortel och mortelstöt – eller lägg frön på en skärbräda och krossa med en kockkniv.

ANCHO-OCH-SALVIA-GNIDADE LAMMKOTLETTER MED MOROTS-SÖTPOTATISREMOULAD

FÖRBEREDELSER:12 minuter kyla: 1 till 2 timmar grillning: 6 minuter gör: 4 portioner

DET FINNS TRE TYPER AV LAMMKOTLETTER.TJOCKA OCH KÖTTIGA RYGGKOTLETTER SER UT SOM SMÅ T-BONE STEAKS. REVBENSKOTLETTER – SOM KALLAS HÄR – SKAPAS GENOM ATT SKÄRA MELLAN BENEN PÅ ETT LAMMSTÄLL. DE ÄR MYCKET ÖMMA OCH HAR ETT LÅNGT, ATTRAKTIVT BEN PÅ SIDAN. DE SERVERAS OFTA STEKTA ELLER GRILLADE. BUDGETVÄNLIGA AXELKOTLETTER ÄR LITE FETARE OCH MINDRE MÖRA ÄN DE ANDRA TVÅ TYPERNA. DE ÄR BÄST BRYNTA OCH SEDAN BRÄSERADE I VIN, FOND OCH TOMATER - ELLER NÅGON KOMBINATION AV DEM.

- 3 medelstora morötter, grovt strimlade
- 2 små sötpotatisar, julienneskurna* eller grovt strimlade
- ½ kopp Paleo Mayo (se recept)
- 2 matskedar färsk citronsaft
- 2 tsk Dijon-Senap (se recept)
- 2 msk klippt färsk persilja
- ½ tsk svartpeppar
- 8 lammkotletter, skär ½ till ¾ tum tjocka
- 2 msk klippt färsk salvia eller 2 tsk torkad salvia, krossad
- 2 tsk malen ancho chilipeppar
- ½ tsk vitlökspulver

1. För remoulad, kombinera morötter och sötpotatis i en medelstor skål. I en liten skål rör ihop Paleo Mayo, citronsaft, Dijon-stilsenap, persilja och svartpeppar. Häll

över morötter och sötpotatis; kasta till beläggning. Täck och kyl i 1 till 2 timmar.

2. Under tiden kombinerar du salvia, anchochile och vitlökspulver i en liten skål. Gnid in kryddblandningen på lammkotletterna.

3. För en kol- eller gasgrill, lägg lammkotletter på ett galler direkt på medelvärme. Täck över och grilla i 6 till 8 minuter för medium rare (145°F) eller 10 till 12 minuter för medium (150°F), vänd en gång halvvägs genom grillningen.

4. Servera lammkotletterna med remoulad.

*Obs: Använd en mandolin med juliennetillbehör för att skära sötpotatisen.

LAMMKOTLETTER MED SCHALOTTENLÖK, MYNTA OCH OREGANO RUB

FÖRBEREDELSER:20 minuter marinera: 1 till 24 timmar stekning: 40 minuter grill: 12 minuter gör: 4 portioner

SOM MED DE FLESTA MARINERADE KÖTTRÄTTER,JU LÄNGRE DU LÅTER ÖRTMASSAN LIGGA PÅ LAMMKOTLETTERNA FÖRE TILLAGNING, DESTO MER SMAKFULLA BLIR DE. DET FINNS ETT UNDANTAG FRÅN DENNA REGEL, OCH DET ÄR NÄR DU ANVÄNDER EN MARINAD SOM INNEHÅLLER MYCKET SURA INGREDIENSER SOM CITRUSJUICE, VINÄGER OCH VIN. OM DU LÅTER KÖTTET SITTA FÖR LÄNGE I EN SYRLIG MARINAD BÖRJAR DET BRYTAS NER OCH BLI MOSIGT.

LAMM
- 2 msk finhackad schalottenlök
- 2 msk finhackad färsk mynta
- 2 msk finhackad färsk oregano
- 5 teskedar medelhavskrydda (se recept)
- 4 tsk olivolja
- 2 vitlöksklyftor, hackade
- 8 lammkotletter, skär ca 1 tum tjocka

SALLAD
- ¾ pund babyrödbetor, putsade
- 1 msk olivolja
- ¼ kopp färsk citronsaft
- ¼ kopp olivolja
- 1 msk finhackad schalottenlök
- 1 tsk Dijon-Senap (se recept)

6 koppar blandade gröna

4 tsk klippt gräslök

1. Till lammet, kombinera i en liten skål 2 msk schalottenlök, mynta, oregano, 4 tsk medelhavskrydda och 4 tsk olivolja. Strö rub över alla sidor av lammkotletterna; gnugga in med fingrarna. Lägg kotletter på en tallrik; täck med plastfolie och ställ i kylen i minst 1 timme eller upp till 24 timmar för att marinera.

2. För sallad, förvärm ugnen till 400°F. Skrubba rödbetor väl; skär i klyftor. Lägg i en 2-quarts ugnsform. Ringla över 1 msk olivolja. Täck formen med folie. Rosta ca 40 minuter eller tills rödbetorna är mjuka. Kyl helt. (Betor kan rostas upp till 2 dagar i förväg.)

3. Kombinera citronsaft, ¼ kopp olivolja, 1 msk schalottenlök, senap i dijonstil och resterande 1 tsk medelhavskrydda i en burk med skruvlock. Täck och skaka väl. Kombinera rödbetor och grönsaker i en salladsskål; blanda med lite av vinägretten.

4. För en kol- eller gasgrill, lägg kotletterna på det smorda grillgallret direkt på medelvärme. Täck över och grilla till önskad form, vänd en gång halvvägs genom grillningen. Vänta 12 till 14 minuter för medium rare (145°F) eller 15 till 17 minuter för medium (160°F).

5. För att servera, lägg 2 lammkotletter och lite av salladen på var och en av fyra serveringsfat. Strö över gräslök. Passera återstående vinägrett.

TRÄDGÅRDSFYLLDA LAMMBURGARE MED RÖDPEPPARCOULIS

FÖRBEREDELSER: 20 minuter stå: 15 minuter grill: 27 minuter gör: 4 portioner

EN COULIS ÄR INGET ANNAT ÄN EN ENKEL, SLÄT SÅS GJORD AV MOSADE FRUKTER ELLER GRÖNSAKER. DEN LJUSA OCH VACKRA RÖDA PEPPARSÅSEN TILL DESSA LAMMBURGARE FÅR EN DUBBEL DOS RÖK — FRÅN GRILLNING OCH FRÅN EN SHOT RÖKT PAPRIKA.

RED PEPPER COULIS
- 1 stor röd paprika
- 1 msk torrt vitt vin eller vitvinsvinäger
- 1 tsk olivolja
- ½ tsk rökt paprika

HAMBURGARE
- ¼ kopp klippta osavlade torkade tomater
- ¼ kopp strimlad zucchini
- 1 msk klippt färsk basilika
- 2 tsk olivolja
- ½ tsk svartpeppar
- 1½ pund malet lamm
- 1 äggvita, lätt vispad
- 1 msk medelhavskrydda (se recept)

1. För röd paprikacoulis, lägg den röda paprikan på grillgallret direkt på medelvärme. Täck över och grilla i 15 till 20 minuter eller tills den är förkolnad och mycket mör, vänd på paprikan var 5:e minut för att förkolna varje sida. Ta bort från grillen och lägg omedelbart i en papperspåse eller folie för att helt omsluta paprikan. Låt stå i 15

minuter eller tills den är tillräckligt kall för att hantera. Använd en vass kniv, dra försiktigt bort skinn och kassera. Kvarta peppar på längden och ta bort stjälkar, frön och hinnor. Kombinera den rostade paprikan, vinet, olivoljan och rökt paprika i en matberedare. Täck över och bearbeta eller blanda tills det är slätt.

2. Under tiden, för fyllningen, lägg torkade tomater i en liten skål och täck med kokande vatten. Låt stå i 5 minuter; dränera. Torka tomater och strimlad zucchini med hushållspapper. I den lilla skålen rör ihop tomater, zucchini, basilika, olivolja och ¼ tesked av svartpeppar; avsätta.

3. I en stor skål kombinera malet lamm, äggvita, återstående ¼ tesked svartpeppar och medelhavskrydda; blanda väl. Dela köttblandningen i åtta lika stora delar och forma var och en till en ¼-tums tjock biff. Skeda fyllning på fyra av biffarna; toppa med resterande biffar och nyp kanter för att täta i fyllningen.

4. Lägg biffar på grillgallret direkt på medelvärme. Täck och grilla i 12 till 14 minuter eller tills den är klar (160°F), vänd en gång halvvägs genom grillningen.

5. Till servering, toppa hamburgare med röd paprikacoulis.

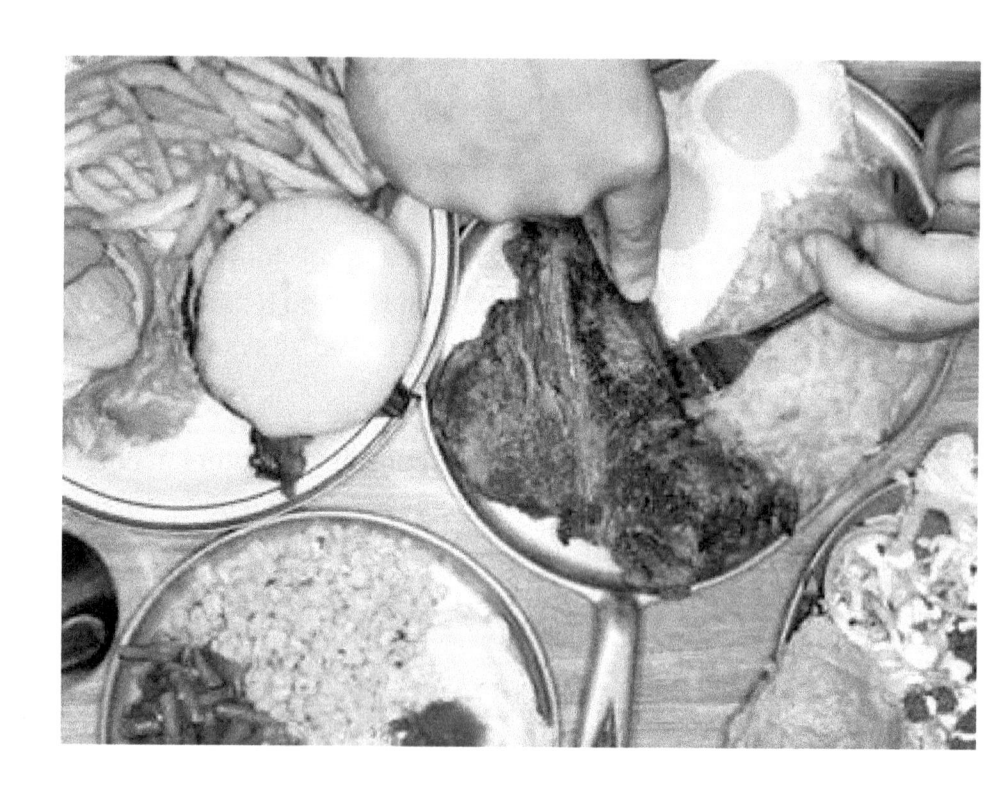

DUBBEL-OREGANO LAMM KABOBS MED TZATZIKI-SÅS

BLÖTA: 30 minuter förberedelse: 20 minuter kyla: 30 minuter grill: 8 minuter gör: 4 portioner

DESSA LAMMKABOBS ÄR I HUVUDSAKDET SOM KALLAS KOFTA I MEDELHAVET OCH MELLANÖSTERN – KRYDDAT KÖTTFÄRS (VANLIGTVIS LAMM ELLER NÖT) FORMAS TILL BOLLAR ELLER RUNT ETT SPETT OCH GRILLAS SEDAN. FÄRSK OCH TORKAD OREGANO GER DEM EN FANTASTISK GREKISK SMAK.

8 st 10-tums träspett

LAMM KABOBS
1½ pund magert malet lamm
1 liten lök, strimlad och pressad torr
1 matsked klippt färsk oregano
2 tsk torkad oregano, krossad
1 tsk svartpeppar

TZATZIKI SÅS
1 kopp Paleo Mayo (se recept)
½ av en stor gurka, kärnad och strimlad och pressad torr
2 matskedar färsk citronsaft
1 vitlöksklyfta, finhackad

1. Blötlägg spett i tillräckligt med vatten för att täcka i 30 minuter.

2. För lammkabobs, kombinera malet lamm, lök, färsk och torkad oregano och peppar i en stor skål; blanda väl. Dela lammblandningen i åtta lika stora delar. Forma varje del runt hälften av ett spett, skapa en 5×1-tums stock. Täck över och kyl i minst 30 minuter.

3. Under tiden, för Tzatziki-sås, kombinera Paleo Mayo, gurka, citronsaft och vitlök i en liten skål. Täck och kyl till servering.

4. För en kol- eller gasgrill, placera lammkabobs på grillgallret direkt på medelvärme. Täck och grilla cirka 8 minuter i medium (160°F), vänd en gång halvvägs genom grillningen.

5. Servera lammkabobs med tzatzikisås.

STEKT KYCKLING MED SAFFRAN OCH CITRON

FÖRBEREDELSER: 15 minuter kyla: 8 timmar stek: 1 timme 15 minuter stå: 10 minuter gör: 4 portioner

SAFFRAN ÄR DE TORKADE STÅNDARNA AV EN TYP AV KROKUSBLOMMA. DET ÄR DYRT, MEN LITE RÄCKER LÅNGT. DEN LÄGGER TILL SIN JORDNÄRA, DISTINKTA SMAK OCH UNDERBARA GULA NYANS TILL DENNA FRÄSCHA KYCKLING.

1 4- till 5-pund hel kyckling
3 matskedar olivolja
6 vitlöksklyftor, krossade och skalade
1½ msk fint strimlat citronskal
1 msk färsk timjan
1½ tsk knäckt svartpeppar
½ tsk saffranstrådar
2 lagerblad
1 citron, i fjärdedelar

1. Ta bort hals och inälvor från kycklingen; kassera eller spara för annan användning. Skölj kycklingkroppens hålighet; torka torrt med hushållspapper. Klipp av överflödigt skinn eller fett från kycklingen.

2. Kombinera olivolja, vitlök, citronskal, timjan, peppar och saffran i en matberedare. Bearbeta för att bilda en slät pasta.

3. Använd fingrarna och gnid pastan över utsidan av kycklingen och insidan av håligheten. Överför kyckling till en stor skål; täck och ställ i kylen i minst 8 timmar eller över natten.

4. Värm ugnen till 425°F. Lägg citronkjärtar och lagerblad i kycklinghålan. Knyt ihop benen med kökssnöre i 100 % bomull. Stoppa vingar under kyckling. Sätt in en ugnsgående kötttermometer i insidan av lårmuskeln utan att röra ben. Lägg kycklingen på ett galler i en stor långpanna.

5. Rosta i 15 minuter. Sänk ugnstemperaturen till 375°F. Rosta ca 1 timme till eller tills juicen blir klar och termometern visar 175°F. Tält kyckling med folie. Låt stå i 10 minuter innan du skär.

SPATCHCOCKED KYCKLING MED JICAMA SLAW

FÖRBEREDELSER: 40 minuter grill: 1 timme 5 minuter stå: 10 minuter gör: 4 portioner

"SPATCHCOCK" ÄR EN GAMMAL TERM FÖR MATLAGNINGSOM NYLIGEN HAR BÖRJAT ANVÄNDAS IGEN FÖR ATT BESKRIVA PROCESSEN ATT DELA EN LITEN FÅGEL – SOM EN KYCKLING ELLER CORNISH HÖNA – LÄNGS RYGGEN OCH SEDAN ÖPPNA DEN OCH PLATTA TILL DEN SOM EN BOK FÖR ATT HJÄLPA DEN ATT LAGA MAT SNABBT OCH JÄMNARE. DET LIKNAR FJÄRIL MEN HÄNVISAR BARA TILL FJÄDERFÄ.

KYCKLING
- 1 poblano chile
- 1 msk finhackad schalottenlök
- 3 vitlöksklyftor, hackade
- 1 tsk fint strimlat citronskal
- 1 tsk fint strimlat limeskal
- 1 tsk rökig krydda (se recept)
- ½ tesked torkad oregano, krossad
- ½ tsk malen spiskummin
- 1 msk olivolja
- 1 3- till 3½-pund hel kyckling

KÅLSALLAD
- ½ av en medelstor jicama, skalad och skuren i julienne-remsor (ca 3 koppar)
- ½ kopp tunt skivad salladslök (4)
- 1 Granny Smith-äpple, skalat, urkärnat och skuret i julienne-remsor
- ⅓ kopp klippt färsk koriander
- 3 matskedar färsk apelsinjuice
- 3 matskedar olivolja
- 1 tsk citron-örtkrydda (se recept)

1. För en kolgrill, arrangera medelvarma kol på ena sidan av grillen. Placera en dropppanna under den tomma sidan av grillen. Lägg poblano på grillgallret direkt över medelstora kol. Täck över och grilla i 15 minuter eller tills poblano är förkolnad på alla sidor, vänd då och då. Slå genast in poblano i folie; låt stå i 10 minuter. Öppna folien och skär poblano på mitten på längden; ta bort stjälkar och frön (se dricks). Använd en vass kniv, dra försiktigt bort huden och kassera. Hacka poblano fint. (För en gasolgrill, förvärm grillen; sänk värmen till medium. Justera för indirekt tillagning. Grilla enligt ovan över brännaren som är påslagen.)

2. Blanda poblano, schalottenlök, vitlök, citronskal, limeskal, rökkrydda, oregano och spiskummin i en liten skål. Rör i olja; blanda väl för att göra en pasta.

3. För att spetsa kycklingen, ta bort halsen och inälvorna från kycklingen (spara för annan användning). Lägg kycklingen med bröstsidan nedåt på en skärbräda. Använd en kökssax för att skära ner ena sidan av ryggraden på längden, med början från nacken. Upprepa snittet på längden till motsatt sida av ryggraden. Ta bort och kassera ryggraden. Vänd kycklingen med skinnsidan uppåt. Tryck ner mellan brösten för att bryta bröstbenet så att kycklingen ligger platt.

4. Börja vid halsen på ena sidan av bröstet, glid fingrarna mellan skinn och kött, lossa huden när du arbetar mot låret. Frigör huden runt låret. Upprepa på andra sidan. Använd fingrarna för att sprida rub över köttet under skinnet på kycklingen.

5. Lägg kycklingen med bröstsidan nedåt på gallret över dropppanna. Vikt med två folielindade tegelstenar eller en stor gjutjärnspanna. Täck över och grilla i 30 minuter. Vänd kycklingen, med bensidan nedåt, på ett galler, väg igen med tegelstenar eller stekpanna. Grilla, täckt, ca 30 minuter till eller tills kycklingen inte längre är rosa (175°F i lårmuskel). Ta bort kycklingen från grillen; låt stå i 10 minuter. (För en gasolgrill, placera kycklingen på grillgallret borta från värmen. Grilla enligt ovan.)

6. Under tiden, för slaw, kombinera jicama, salladslök, äpple och koriander i en stor skål. Vispa ihop apelsinjuice, olja och citron-örtkrydda i en liten skål. Häll över jicama-blandningen och rör om. Servera kyckling med slaw.

ROSTAD KYCKLINGBAKDEL MED VODKA, MOROT OCH TOMATSÅS

FÖRBEREDELSER: 15 minuter tillagning: 15 minuter stekning: 30 minuter gör: 4 portioner

VODKA KAN GÖRAS AV FLERAOLIKA LIVSMEDEL, INKLUSIVE POTATIS, MAJS, RÅG, VETE OCH KORN – ÄVEN VINDRUVOR. ÄVEN OM DET INTE FINNS MYCKET VODKA I DEN HÄR SÅSEN NÄR DU DELAR DEN PÅ FYRA PORTIONER, LETA EFTER VOKDA GJORD PÅ ANTINGEN POTATIS ELLER VINDRUVOR FÖR ATT VARA PALEOKOMPATIBEL.

3 matskedar olivolja

4 kycklingbakdelar med ben eller köttiga kycklingbitar, skalade

1 28-ounce burk utan salttillsatta plommontomater, avrunna

½ kopp finhackad lök

½ kopp finhackad morot

3 vitlöksklyftor, hackade

1 tsk medelhavskrydda (se recept)

⅛ tesked cayennepeppar

1 kvist färsk rosmarin

2 matskedar vodka

1 matsked hackad färsk basilika (valfritt)

1. Värm ugnen till 375°F. Värm 2 matskedar av oljan på medelhög värme i en extra stor stekpanna. Lägg till kyckling; koka ca 12 minuter eller tills de fått färg, vänd till brunt jämnt. Placera stekpannan i den förvärmda ugnen. Rosta, utan lock, i 20 minuter.

2. Under tiden, för sås, använd en kökssax för att skära upp tomaterna. Värm den återstående 1 msk olja i en medelstor kastrull på medelvärme. Tillsätt lök, morot och

vitlök; koka i 3 minuter eller tills de är mjuka, rör om ofta. Rör ner hackade tomater, medelhavskrydda, cayennepeppar och rosmarinkvist. Koka upp på medelhög värme; Sänk värmen. Sjud utan lock i 10 minuter, rör om då och då. Rör i vodka; koka 1 minut till; ta bort och kassera rosmarinkvisten.

3. Häll sås över kyckling i stekpanna. Sätt tillbaka stekpannan i ugnen. Rosta, täckt, ca 10 minuter till eller tills kycklingen är mör och inte längre rosa (175°F). Om så önskas, strö över basilika.

POULET RÔTI OCH RUTABAGA FRITES

FÖRBEREDELSER:40 minuter bakning: 40 minuter gör: 4 portioner

DE SKARPA RUTABAGA-FRITESEN ÄR UTSÖKTSERVERAS MED DEN STEKTA KYCKLINGEN OCH DESS ÅTFÖLJANDE MATLAGNINGSJUICER – MEN DE ÄR LIKA GODA GJORDA PÅ EGEN HAND OCH SERVERAS MED PALEOKETCHUP (SERECEPT) ELLER SERVERAS I BELGISK STIL MED PALEO AÏOLI (VITLÖKSMAJON, SERECEPT).

6 matskedar olivolja

1 msk medelhavskrydda (serecept)

4 kycklinglår med ben, skalade (cirka 1 ¼ pund totalt)

4 kycklingklubbor, skalade (cirka 1 pund totalt)

1 dl torrt vitt vin

1 kopp kycklingbensbuljong (serecept) eller kycklingbuljong utan salttillsats

1 liten lök, i fjärdedelar

Olivolja

1½ till 2 pund rutabagas

2 msk klippt färsk gräslök

Svartpeppar

1. Värm ugnen till 400°F. I en liten skål kombinera 1 matsked av olivoljan och medelhavskrydda; gnid på kycklingbitar. Värm 2 matskedar av oljan i en extra stor stekpanna. Lägg till kycklingbitar, köttiga sidorna nedåt. Koka, utan lock, cirka 5 minuter eller tills de fått färg. Ta bort stekpannan från värmen. Vänd kycklingbitarna med de brynta sidorna uppåt. Tillsätt vin, kycklingbensbuljong och lök.

2. Sätt pannan i ugnen på mitten av gallret. Grädda utan lock i 10 minuter.

3. Under tiden, för frites, pensla lätt ett stort bakplåtspapper med olivolja; avsätta. Skala rutabagas. Använd en vass kniv och skär rutabagas i ½-tums skivor. Skär skivor på längden i ½-tums remsor. I en stor skål släng rutabagaremsorna med de återstående 3 msk olja. Sprid rutabagaremsor i ett enda lager på förberedd bakplåt; ställ in i ugnen på översta gallret. Grädda i 15 minuter; vänd pommes frites. Grädda kycklingen i 10 minuter till eller tills den inte längre är rosa (175°F). Ta ut kycklingen från ugnen. Grädda frites i 5 till 10 minuter eller tills de fått färg och är mjuka.

4. Ta bort kycklingen och löken från stekpannan, spara juice. Täck kyckling och lök för att hålla värmen. Koka upp juice på medelhög värme; Sänk värmen. Sjud utan lock i ca 5 minuter till eller tills saften reducerats något.

5. För att servera, släng frites med gräslök och smaka av med peppar. Servera kyckling med matlagningsjuice och frites.

TRIPLE-MUSHROOM COQ AU VIN MED GRÄSLÖKMOSAD RUTABAGAS

FÖRBEREDELSER: 15 minuter tillagning: 1 timme 15 minuter gör: 4 till 6 portioner

OM DET FINNS NÅGOT GRYN I SKÅLEN EFTER BLÖTLÄGGNING AV DE TORKADE SVAMPARNA – OCH DET ÄR TROLIGT ATT DET KOMMER ATT FINNAS – SILA VÄTSKAN GENOM EN DUBBEL TJOCK OSTDUK I EN FINMASKIG SIL.

1 uns torkad porcini eller murklorsvamp

1 dl kokande vatten

2 till 2½ pund kycklinglår och klubbor, skalade

Svartpeppar

2 matskedar olivolja

2 medelstora purjolökar, halverade på längden, sköljda och tunt skivade

2 portobellosvampar, skivade

8 uns färska ostronsvampar, stjälkade och skivade, eller skivade färska knappsvampar

¼ kopp tomatpuré utan tillsats av salt

1 tsk torkad mejram, krossad

½ tsk torkad timjan, krossad

½ dl torrt rött vin

6 koppar kycklingbensbuljong (se recept) eller kycklingbuljong utan salttillsats

2 lagerblad

2 till 2½ pund rutabagas, skalad och hackad

2 msk klippt färsk gräslök

½ tsk svartpeppar

Hackad färsk timjan (valfritt)

1. Kombinera porcini-svampen och det kokande vattnet i en liten skål; låt stå i 15 minuter. Ta bort svampen, spara blötläggningsvätskan. Hacka svampen. Ställ svampen och blötläggningsvätskan åt sidan.

2. Strö kyckling med peppar. Värm 1 msk olivolja på medelhög värme i en extra stor stekpanna med tättslutande lock. Koka kycklingbitarna, i två omgångar, i het olja ca 15 minuter tills de fått lite färg, vänd en gång. Ta bort kycklingen från stekpannan. Rör ner purjolök, portobellosvamp och ostronsvamp. Koka i 4 till 5 minuter eller bara tills svampen börjar bli brun, rör om då och då. Rör i tomatpuré, mejram och timjan; koka och rör om i 1 minut. Rör i vin; koka och rör om i 1 minut. Rör i 3 koppar kycklingbensbuljong, lagerblad, ½ kopp av den reserverade svampblötläggningsvätskan och återhydrerad hackad svamp. Lägg tillbaka kycklingen i stekpannan. Koka upp; Sänk värmen. Sjud under lock ca 45 minuter eller tills kycklingen är mjuk, vänd kycklingen en gång halvvägs genom tillagningen.

3. Under tiden kombinerar du rutabagas och de återstående 3 dl buljong i en stor kastrull. Om det behövs, tillsätt vatten för att precis täcka rutabagas. Koka upp; Sänk värmen. Sjud utan lock i 25 till 30 minuter eller tills rutabagas är mjuka, rör om då och då. Häll av rutabagas, spara vätska. Lägg tillbaka rutabagas i kastrullen. Tillsätt den återstående 1 msk olivolja, gräslöken och ½ tsk peppar. Använd en potatisstöt och mosa rutabagablandningen, tillsätt matlagningsvätska efter behov för att få önskad konsistens.

4. Ta bort lagerblad från kycklingblandningen; kassera. Servera kyckling och sås över mosade rutabagas. Om så önskas, strö över färsk timjan.

PEACH-BRANDY-GLASERADE TRUMPINNAR

FÖRBEREDELSER: 30 minuter grill: 40 minuter gör: 4 portioner

DESSA KYCKLINGLÅR ÄR PERFEKTAMED EN KRISPIG SLAW OCH DE KRYDDIGA UGNSBAKADE SÖTPOTATISFRITESEN FRÅN RECEPTET PÅ TUNISIAN SPICE-RUBBED FLÄSKAXEL (SERECEPT). DE VISAS HÄR MED KNAPRIG KÅLSLAW MED RÄDISOR, MANGO OCH MYNTA (SERECEPT).

PEACH-BRANDY GLAZE

1 msk olivolja
½ kopp hackad lök
2 färska medelstora persikor, halverade, urkärnade och hackade
2 matskedar konjak
1 kopp BBQ-sås (serecept)
8 kycklingklubbor (2 till 2½ pund totalt), skalade om så önskas

1. För glasyr, värm olivolja på medelvärme i en medelstor kastrull. Tillsätt lök; koka ca 5 minuter eller tills de är mjuka, rör om då och då. Tillsätt persikor. Täck över och koka i 4 till 6 minuter eller tills persikorna är mjuka, rör om då och då. Tillsätt konjak; koka utan lock i 2 minuter, rör om då och då. Kyl något. Överför persikoblandningen till en mixer eller matberedare. Täck över och blanda eller bearbeta tills det är slätt. Tillsätt BBQ-sås. Täck över och blanda eller bearbeta tills det är slätt. Lägg tillbaka såsen i kastrullen. Koka på medelhög värme bara tills den är genomvärmd. Överför ¾ kopp av såsen till en liten skål för att pensla på kycklingen. Håll resterande sås varm för servering till grillad kyckling.

2. För en kolgrill, arrangera medelvarma kol runt en dropppanna. Testa för medelhög värme över dropppanna. Lägg kycklingklubborna på gallret över dropppanna. Täck över och grilla i 40 till 50 minuter eller tills kycklingen inte längre är rosa (175°F), vänd en gång halvvägs genom grillningen och pensla med ¾ kopp Peach-Brandy Glaze under de sista 5 till 10 minuterna av grillningen. (För en gasolgrill, förvärm grillen. Sänk värmen till medel. Justera värmen för indirekt tillagning. Lägg kycklingklubbor på grillgallret som inte är över värmen. Täck över och grilla enligt anvisningarna.)

CHILEMARINERAD KYCKLING MED MANGO-MELONSALLAD

FÖRBEREDELSER: 40 minuter kyla/marinera: 2 till 4 timmar grill: 50 minuter gör: 6 till 8 portioner

EN ANCHO CHILE ÄR EN TORKAD POBLANO— EN GLANSIG, DJUPGRÖN CHILI MED EN INTENSIVT FRÄSCH SMAK. ANCHO CHILI HAR EN LÄTT FRUKTIG SMAK MED EN HINT AV PLOMMON ELLER RUSSIN OCH BARA EN TOUCH AV BITTERHET. NEW MEXICO CHILI KAN VARA MÅTTLIGT VARMA. DE ÄR DE DJUPRÖDA CHILIERNA DU SER SAMLADE OCH HÄNGANDE I RISTRAS — FÄRGGLADA ARRANGEMANG AV TORKANDE CHILI — I DELAR AV SYDVÄST.

KYCKLING
- 2 torkade New Mexico chili
- 2 torkade ancho chili
- 1 dl kokande vatten
- 3 matskedar olivolja
- 1 stor söt lök, skalad och skuren i tjocka skivor
- 4 roma tomater, kärnade ur
- 1 msk finhackad vitlök (6 klyftor)
- 2 tsk malen spiskummin
- 1 tsk torkad oregano, krossad
- 16 kycklingklubbor

SALLAD
- 2 koppar cantaloupe i tärningar
- 2 koppar honungsdagg i tärningar
- 2 koppar mango i tärningar
- ¼ kopp färsk limejuice
- 1 tsk chilipulver

½ tsk malen spiskummin

¼ kopp klippt färsk koriander

1. För kyckling, ta bort stjälkar och frön från torkad New Mexico och ancho chili. Värm en stor stekpanna över medelvärme. Rosta chili i stekpannan i 1 till 2 minuter eller tills den doftar och är lätt rostad. Placera rostad chili i en liten skål; tillsätt det kokande vattnet i skålen. Låt stå i minst 10 minuter eller tills den ska användas.

2. Förvärm broilern. Klä en bakplåt med folie; pensla 1 matsked av olivoljan över folie. Lägg lökskivor och tomater på pannan. Stek cirka 4 tum från värmen i 6 till 8 minuter eller tills den mjuknat och förkolnat. Häll av chili, spara vattnet.

3. För marinad, kombinera chili, lök, tomater, vitlök, spiskummin och oregano i en mixer eller matberedare. Täck över och blanda eller bearbeta tills den är slät, tillsätt reserverat vatten efter behov för att puréa och nå önskad konsistens.

4. Lägg kycklingen i en stor återförslutbar plastpåse i en grund form. Häll marinaden över kyckling i påse, vänd påsen så att den täcker jämnt. Marinera i kylskåp i 2 till 4 timmar, vänd påsen då och då.

5. För sallad, i en extra stor skål kombinera cantaloupe, honungsdagg, mango, limejuice, de återstående 2 msk olivolja, chilipulver, spiskummin och koriander. Kasta till beläggning. Täck och kyl i 1 till 4 timmar.

6. För en kolgrill, arrangera medelvarma kol runt en dropppanna. Testa för medelvärme ovanför pannan. Låt kycklingen rinna av, spara marinaden. Lägg kycklingen på

gallret över dropppannan. Pensla kycklingen generöst med lite av den reserverade marinaden (kasta eventuell extra marinad). Täck över och grilla i 50 minuter eller tills kycklingen inte längre är rosa (175°F), vänd en gång halvvägs genom grillningen. (För en gasolgrill, förvärm grillen. Sänk värmen till medel. Justera för indirekt tillagning. Fortsätt enligt anvisningarna, lägg kycklingen på brännaren som är avstängd.) Servera kycklingklubbor med sallad.

TANDOORI-STIL KYCKLINGLÅR MED GURKA RAITA

FÖRBEREDELSER:20 minuter marinera: 2 till 24 timmar stek: 25 minuter gör: 4 portioner

RAITAN ÄR GJORD PÅ CASHEWNÖTTERGRÄDDE, CITRONSAFT, MYNTA, KORIANDER OCH GURKA. DET GER EN SVALKANDE MOTPOL TILL DEN VARMA OCH KRYDDIGA KYCKLINGEN.

KYCKLING
1 lök, skuren i tunna klyftor
1 2-tums bit färsk ingefära, skalad och i fjärdedelar
4 vitlöksklyftor
3 matskedar olivolja
2 matskedar färsk citronsaft
1 tsk malen spiskummin
1 tsk mald gurkmeja
½ tsk mald kryddpeppar
½ tsk mald kanel
½ tsk svartpeppar
¼ tesked cayennepeppar
8 kycklingklubbor

GURKA RAITA
1 kopp cashewkräm (se recept)
1 msk färsk citronsaft
1 msk riven färsk mynta
1 msk klippt färsk koriander
½ tsk malen spiskummin
⅛ tesked svartpeppar
1 medelstor gurka, skalad, kärnad och tärnad (1 kopp)
Citronklyftor

1. Kombinera lök, ingefära, vitlök, olivolja, citronsaft, spiskummin, gurkmeja, kryddpeppar, kanel, svartpeppar och cayennepeppar i en mixer eller matberedare. Täck över och blanda eller bearbeta tills det är slätt.

2. Använd spetsen på en skalkniv och stick hål på varje trumpinne fyra eller fem gånger. Lägg trumpinnar i en stor återförslutbar plastpåse i en stor skål. Tillsätt lökblandningen; vända sig till pälsen. Marinera i kylen i 2 till 24 timmar, vänd påsen då och då.

3. Förvärm broiler. Ta bort kycklingen från marinaden. Torka av överflödig marinad från trumpinnar med hjälp av hushållspapper. Ordna trumpinnar på gallret på en ouppvärmd broilerpanna eller kantad bakplåt med folie. Stek 6 till 8 tum från värmekällan i 15 minuter. Vänd på trumpinnar; stek ca 10 minuter eller tills kycklingen inte längre är rosa (175°F).

4. För raita, kombinera cashewkräm, citronsaft, mynta, koriander, spiskummin och svartpeppar i en medelstor skål. Rör försiktigt ner gurkan.

5. Servera kyckling med raita och citronklyftor.

CURRY-KYCKLINGGRYTA MED ROTFRUKTER, SPARRIS OCH GRÖN ÄPPLE-MINTRELISH

FÖRBEREDELSER: 30 minuter koka: 35 minuter stå: 5 minuter gör: 4 portioner

2 msk raffinerad kokosolja eller olivolja
2 pund kycklingbröst med ben, skalade om så önskas
1 dl hackad lök
2 msk riven färsk ingefära
2 msk finhackad vitlök
2 msk saltfritt currypulver
2 msk finhackad jalapeño med frö (se dricks)
4 koppar kycklingbensbuljong (se recept) eller kycklingbuljong utan salttillsats
2 medelstora sötpotatisar (ca 1 pund), skalade och hackade
2 medelstora rovor (ca 6 uns), skalade och hackade
1 dl kärnad, tärnad tomat
8 uns sparris, putsad och skuren i 1-tums längder
1 13,5-ounce burk naturlig kokosmjölk (som Nature's Way)
½ kopp klippt färsk koriander
Apple-Mint Relish (se recept, Nedan)
Limeklyftor

1. Värm olja på medelhög värme i en 6-quart holländsk ugn. Bryn kycklingen i omgångar i het olja, vänd till att bryna jämnt, ca 10 minuter. Överför kyckling till en tallrik; avsätta.

2. Vänd värmen till medel. Tillsätt lök, ingefära, vitlök, currypulver och jalapeño i grytan. Koka och rör om i 5 minuter eller tills löken är mjuk. Rör i kycklingbensbuljong, sötpotatis, kålrot och tomat. Lägg tillbaka kycklingbitarna i grytan och sänk kycklingen i så mycket vätska som möjligt. Sänk värmen till medel-låg.

Täck och låt sjuda i 30 minuter eller tills kycklingen inte längre är rosa och grönsakerna är möra. Rör ner sparris, kokosmjölk och koriander. Avlägsna från värme. Låt stå i 5 minuter. Skär kyckling från ben, om det behövs, för att dela jämnt mellan serveringsskålar. Servera med Apple-Mint Relish och limeklyftor.

Apple-Mint Relish: Hacka ½ kopp osötade kokosflingor i en matberedare tills de är pulveraktiga. Tillsätt 1 kopp färska korianderblad och ånga; 1 kopp färska myntablad; 1 Granny Smith-äpple, urkärnat och hackat; 2 tsk finhackad jalapeño med frö (se_dricks_); och 1 msk färsk limejuice. Pulsera tills det är fint malet.

GRILLAD KYCKLING PAILLARD SALLAD MED HALLON, RÖDBETOR OCH ROSTAD MANDEL

FÖRBEREDELSER: 30 minuter stek: 45 minuter marinera: 15 minuter grill: 8 minuter gör: 4 portioner

- ½ kopp hela mandlar
- 1½ tsk olivolja
- 1 mellanstor rödbeta
- 1 mellanstor gyllene beta
- 2 6- till 8-ounce benfria, skinnfria kycklingbrösthalvor
- 2 dl färska eller frysta hallon, tinade
- 3 msk vit- eller rödvinsvinäger
- 2 msk riven färsk dragon
- 1 msk finhackad schalottenlök
- 1 tsk Dijon-Senap (se recept)
- ¼ kopp olivolja
- Svartpeppar
- 8 dl vårmix sallad

1. För mandeln, förvärm ugnen till 400°F. Bred ut mandel på en liten bakplåt och häll i ½ tsk olivolja. Grädda i cirka 5 minuter eller tills den doftar och är gyllene. Låt svalna. (Mandel kan rostas 2 dagar i förväg och förvaras i en lufttät behållare.)

2. För rödbetorna, lägg varje rödbeta på en liten bit folie och ringla över ½ tsk olivolja. Linda folien löst runt rödbetorna och lägg på en plåt eller i en ugnsform. Rosta rödbetorna i ugnen på 400°F i 40 till 50 minuter eller tills de är mjuka när de sticks igenom med en kniv. Ta ut ur ugnen och låt stå tills den är tillräckligt kall för att hantera. Ta bort huden med hjälp av en skalkniv. Skär

rödbetor i klyftor och ställ åt sidan. (Undvik att blanda ihop rödbetorna för att förhindra att rödbetorna färgar av guldbetorna. Rödbetor kan rostas 1 dag i förväg och kylas. Låt dem få rumstemperatur före servering.)

3. För kycklingen, skär varje kycklingbröst på mitten horisontellt. Lägg varje kycklingbit mellan två bitar plastfolie. Använd en köttklubba och slå försiktigt till cirka ¾ tum tjock. Lägg kycklingen i en grund form och ställ åt sidan.

4. För vinägrett, krossa lätt ¾ kopp av hallonen i en stor skål med en visp (reservera resterande hallon till salladen). Tillsätt vinäger, dragon, schalottenlök och senap i Dijon-stil; vispa för att blanda. Tillsätt ¼ kopp olivolja i en tunn stråle, vispa så att den blandas väl. Häll ½ kopp vinägrett över kycklingen; vänd kycklingen till pälsen (reservera resterande vinägrett till salladen). Marinera kycklingen i rumstemperatur i 15 minuter. Ta bort kycklingen från marinaden och strö över peppar; kassera resterande marinad i skålen.

5. För en kol- eller gasgrill, lägg kycklingen på ett galler direkt på medelvärme. Täck över och grilla i 8 till 10 minuter eller tills kycklingen inte längre är rosa, vänd en gång halvvägs genom grillningen. (Kyckling kan också tillagas i en spishäll.)

6. Kombinera sallad, rödbetor och de återstående 1¼ kopparna hallon i en stor skål. Häll reserverad vinägrett över sallad; kasta försiktigt till pälsen. Fördela salladen mellan fyra serveringsfat; toppa var och en med en grillad

kycklingbröstbit. Grovhacka den rostade mandeln och strö över allt. Servera omedelbart.

BROCCOLI RABE-FYLLDA KYCKLINGBRÖST MED FÄRSK TOMATSÅS OCH CAESARSALLAD

FÖRBEREDELSER:40 minuter tillagning: 25 minuter gör: 6 portioner

- 3 matskedar olivolja
- 2 tsk finhackad vitlök
- ¼ tesked krossad röd paprika
- 1 pund broccoli raab, putsad och hackad
- ½ kopp osvavelfria gyllene russin
- ½ kopp vatten
- 4 5- till 6-ounce skinnfria, benfria kycklingbrösthalvor
- 1 dl hackad lök
- 3 dl hackade tomater
- ¼ kopp klippt färsk basilika
- 2 tsk rödvinsvinäger
- 3 matskedar färsk citronsaft
- 2 matskedar Paleo Mayo (se recept)
- 2 tsk Dijon-Senap (se recept)
- 1 tsk finhackad vitlök
- ½ tsk svartpeppar
- ¼ kopp olivolja
- 10 dl hackad romansallat

1. Värm 1 matsked olivoljan i en stor stekpanna på medelhög värme. Tillsätt vitlök och krossad röd paprika; koka och rör om i 30 sekunder eller tills det doftar. Tillsätt hackad broccoli rabe, russin och ½ kopp vatten. Täck över och koka ca 8 minuter eller tills broccoli raab vissnat och mjukt. Ta av locket från pannan; låt överflödigt vatten avdunsta. Avsätta.

2. För rullader, halvera varje kycklingbröst på längden; placera varje bit mellan två bitar av plastfolie. Använd den platta sidan av en köttklubba och slå kycklingen lätt till cirka ¼ tum tjock. För varje rullad, placera cirka ¼ kopp av broccoli raab-blandningen på en av de korta ändarna; rulla ihop, vik in sidorna för att helt omsluta fyllningen. (Rulader kan göras upp till 1 dag i förväg och kylas tills de ska tillagas.)

3. Värm 1 matsked av olivoljan i en stor stekpanna på medelhög värme. Lägg i rulladerna, sy ihop sidorna nedåt. Tillaga cirka 8 minuter eller tills de fått färg på alla sidor, vänd två eller tre gånger under tillagningen. Överför rulladerna till ett fat.

4. För sås, värm 1 matsked av den återstående olivoljan i stekpannan på medelvärme. Tillsätt löken; koka ca 5 minuter eller tills den är genomskinlig. Rör ner tomater och basilika. Lägg rulladerna ovanpå såsen i stekpanna. Koka upp på medelhög värme; Sänk värmen. Täck över och låt sjuda i cirka 5 minuter eller tills tomaterna börjar brytas ner men fortfarande behåller sin form och rulladerna är genomvärmda.

5. För dressing, i en liten skål, vispa ihop citronsaft, Paleo Mayo, Dijon-Senap, vitlök och svartpeppar. Ringla i ¼ kopp olivolja, vispa tills det är emulgerat. Blanda dressingen med den hackade romainen i en stor skål. För att servera, dela romaine mellan sex serveringsfat. Skiva rulladerna och lägg på romaine; ringla över tomatsås.

GRILLAD KYCKLING SHAWARMA WRAPS MED KRYDDADE GRÖNSAKER OCH PINJENÖTSDRESSING

FÖRBEREDELSER: 20 minuter marinera: 30 minuter grill: 10 minuter gör: 8 wraps (4 portioner)

1½ pund skinnfria, benfria kycklingbrösthalvor, skurna i 2-tums bitar
5 matskedar olivolja
2 matskedar färsk citronsaft
1¾ teskedar mald spiskummin
1 tsk finhackad vitlök
1 tsk paprika
½ tsk currypulver
½ tsk mald kanel
¼ tesked cayennepeppar
1 medelstor zucchini, halverad
1 liten aubergine skärs i ½-tums skivor
1 stor gul paprika, halverad och kärnad
1 medelstor rödlök, i fjärdedelar
8 körsbärstomater
8 stora smörsallatsblad
Rostad pinjenötsdressing (se recept)
Citronklyftor

1. För marinad, kombinera i en liten skål 3 msk olivolja, citronsaft, 1 tsk spiskummin, vitlök, ½ tsk paprika, currypulver, ¼ tsk kanel och cayennepeppar. Lägg kycklingbitarna i en stor återförslutbar plastpåse i en grund form. Häll marinaden över kycklingen. Förseglingspåse; vänd väska till kappa. Marinera i kylen i 30 minuter, vänd påsen då och då.

2. Ta bort kycklingen från marinaden; kassera marinaden. Trä upp kycklingen på fyra långa spett.

3. Lägg zucchini, aubergine, paprika och lök på en plåt. Ringla över 2 matskedar av olivoljan. Strö över den återstående ¾ tsk spiskummin, återstående ½ tsk paprika och den återstående ¼ tsk kanel; gnid lätt över grönsakerna. Trä tomater på två spett.

3. För en kol- eller gasgrill, lägg kyckling- och tomatkabobs och grönsaker på ett galler på medelvärme. Täck över och grilla tills kycklingen inte längre är rosa och grönsakerna är lätt förkolnade och knapriga, vänd en gång. Tillåt 10 till 12 minuter för kyckling, 8 till 10 minuter för grönsaker och 4 minuter för tomater.

4. Ta bort kycklingen från spetten. Hacka kyckling och skär zucchini, aubergine och paprika i lagom stora bitar. Ta bort tomaterna från spetten (hacka inte). Lägg upp kyckling och grönsaker på ett fat. För att servera, sked lite av kycklingen och grönsakerna i ett salladsblad; ringla över rostad pinjenötsdressing. Servera med citronklyftor.

UGNSBRÄSERADE KYCKLINGBRÖST MED SVAMP, VITLÖKSMOSAD BLOMKÅL OCH ROSTAD SPARRIS

BÖRJA TILL SLUT: 50 minuter gör: 4 portioner

4 10- till 12-ounce kycklingbrösthalvor med ben, skalade
3 dl små vita knappsvampar
1 dl tunt skivad purjolök eller gul lök
2 koppar kycklingbensbuljong (se recept) eller kycklingbuljong utan salttillsats
1 dl torrt vitt vin
1 stort knippe färsk timjan
Svartpeppar
Vitvinsvinäger (valfritt)
1 blomkålshuvud, delad i buketter
12 vitlöksklyftor, skalade
2 matskedar olivolja
Vit eller cayennepeppar
1 pund sparris, putsad
2 tsk olivolja

1. Värm ugnen till 400°F. Ordna kycklingbröst i en 3-quart rektangulär ugnsform; toppa med svamp och purjolök. Häll kycklingbensbuljong och vin över kycklingen och grönsakerna. Strö över timjan och strö över svartpeppar. Täck formen med folie.

2. Grädda i 35 till 40 minuter eller tills en snabbavläsningstermometer i kycklingen har en temperatur på 170°F. Ta bort och kassera timjankvistar. Om så önskas, krydda bräservätskan med en skvätt vinäger innan servering.

2. Under tiden, koka blomkål och vitlök i en stor kastrull i tillräckligt med kokande vatten för att täcka cirka 10 minuter eller tills de är mycket mjuka. Häll av blomkål och vitlök, spara 2 matskedar av matlagningsvätskan. I en matberedare eller en stor mixerskål lägg blomkål och reserverad matlagningsvätska. Bearbeta tills det är slätt* eller mosa med en potatisstöt; rör i 2 msk olivolja och smaka av med vitpeppar. Håll varmt tills det ska serveras.

3. Lägg sparrisen i ett enda lager på en plåt. Ringla över 2 tsk olivolja och rör om. Strö över svartpeppar. Rosta i en 400°F ugn ca 8 minuter eller tills de är knapriga, rör om en gång.

4. Fördela den mosade blomkålen mellan sex serveringsfat. Toppa med kyckling, champinjoner och purjolök. Ringla över lite av bräsvätskan; servera med rostad sparris.

*Obs: Om du använder en matberedare, var noga med att inte överbearbeta, då blir blomkålen för tunn.

THAILÄNDSK KYCKLINGSOPPA

FÖRBEREDELSER:30 minuter frys: 20 minuter tillagning: 50 minuter gör: 4 till 6 portioner

TAMARIND ÄR EN MYSK, SYRLIG FRUKTANVÄNDS I INDISK, THAILÄNDSK OCH MEXIKANSK MATLAGNING. MÅNGA KOMMERSIELLT BEREDDA TAMARINDPASTOR INNEHÅLLER SOCKER - SE TILL ATT DU KÖPER EN SOM INTE GÖR DET. KAFFIRLIMEBLAD KAN HITTAS FÄRSKA, FRYSTA OCH TORKADE PÅ DE FLESTA ASIATISKA MARKNADER. OM DU INTE HITTAR DEM, BYT UT 1½ TSK FINSTRIMLAT LIMESKAL MED BLADEN I DET HÄR RECEPTET.

2 stjälkar citrongräs, putsade

2 matskedar oraffinerad kokosolja

½ dl tunt skivad salladslök

3 stora vitlöksklyftor, tunt skivade

8 koppar kycklingbensbuljong (se recept) eller kycklingbuljong utan salttillsats

¼ kopp tamarindpasta utan sockertillsats (som märket Tamicon)

2 msk nori-flingor

3 färsk thailändsk chili, tunt skivad med frön intakta (se dricks)

3 kaffir limeblad

1 3-tums bit ingefära, tunt skivad

4 6-ounce skinnfria, benfria kycklingbrösthalvor

1 14,5-ounce burk utan salttillsats eldrostade tärnade tomater, odränerade

6 uns tunna sparrisspjut, trimmade och tunt skivade diagonalt i ½-tums bitar

½ kopp packade thailändska basilikablad (se notera)

1. Använd baksidan av en kniv med hårt tryck och blåsa citrongrässtjälkarna. Finhacka skadade stjälkar.

2. Värm kokosolja på medelvärme i en holländsk ugn. Tillsätt citrongräs och salladslök; koka i 8 till 10 minuter, rör om

ofta. Tillsätt vitlök; koka och rör om i 2 till 3 minuter eller tills mycket doftande.

3. Tillsätt kycklingbensbuljong, tamarindpasta, noriflakes, chili, limeblad och ingefära. Koka upp; Sänk värmen. Täck över och låt sjuda i 40 minuter.

4. Frys under tiden kycklingen i 20 till 30 minuter eller tills den är fast. Skiva kycklingen tunt.

5. Sila soppan genom en finmaskig sil i en stor kastrull, tryck till med baksidan av en stor sked för att extrahera smaker. Kassera fast material. Koka upp soppan. Rör ner kyckling, odränerade tomater, sparris och basilika. Sänk värmen; låt sjuda utan lock i 2 till 3 minuter eller tills kycklingen är genomstekt. Servera omedelbart.

CITRON- OCH SALVIASTEKT KYCKLING MED ENDIVE

FÖRBEREDELSER:15 minuter stekning: 55 minuter stå: 5 minuter gör: 4 portioner

CITRONSKIVORNA OCH SALVIABLADETPLACERAD UNDER SKINNET PÅ KYCKLINGEN SMAKSÄTTER KÖTTET NÄR DET TILLAGAS – OCH GÖR EN IÖGONFALLANDE DESIGN UNDER DET SKARPA, OGENOMSKINLIGA SKALET EFTER ATT DET KOMMER UT UR UGNEN.

4 kycklingbrösthalvor med ben (med skinn)
1 citron, mycket tunt skivad
4 stora salviablad
2 tsk olivolja
2 tsk medelhavskrydda (se recept)
½ tsk svartpeppar
2 matskedar extra virgin olivolja
2 schalottenlök, skivade
2 vitlöksklyftor, hackade
4 huvuden endiv, halverad på längden

1. Värm ugnen till 400°F. Använd en skalkniv och lossa mycket försiktigt huden från varje brösthalva och låt den sitta kvar på ena sidan. Lägg 2 citronskivor och 1 salviablad på köttet på varje bröst. Dra försiktigt tillbaka huden på plats och tryck försiktigt för att säkra den.

2. Lägg kycklingen i en grund långpanna. Pensla kyckling med 2 tsk olivolja; strö över medelhavskrydda och ¼ tesked av paprikan. Rosta, utan lock, cirka 55 minuter eller tills skalet är brunt och knaprigt och en

snabbavläsningstermometer insatt i kycklingen visar 170°F. Låt kycklingen stå i 10 minuter innan servering.

3. Värm under tiden 2 msk olivolja i en stor stekpanna på medelvärme. Lägg till schalottenlök; koka ca 2 minuter eller tills den är genomskinlig. Strö endiv med resterande ¼ tsk peppar. Tillsätt vitlök i stekpannan. Lägg endivi i stekpanna, skära sidorna nedåt. Koka ca 5 minuter eller tills de fått färg. Vänd försiktigt på endive; koka i 2 till 3 minuter till eller tills de är mjuka. Servera med kyckling.

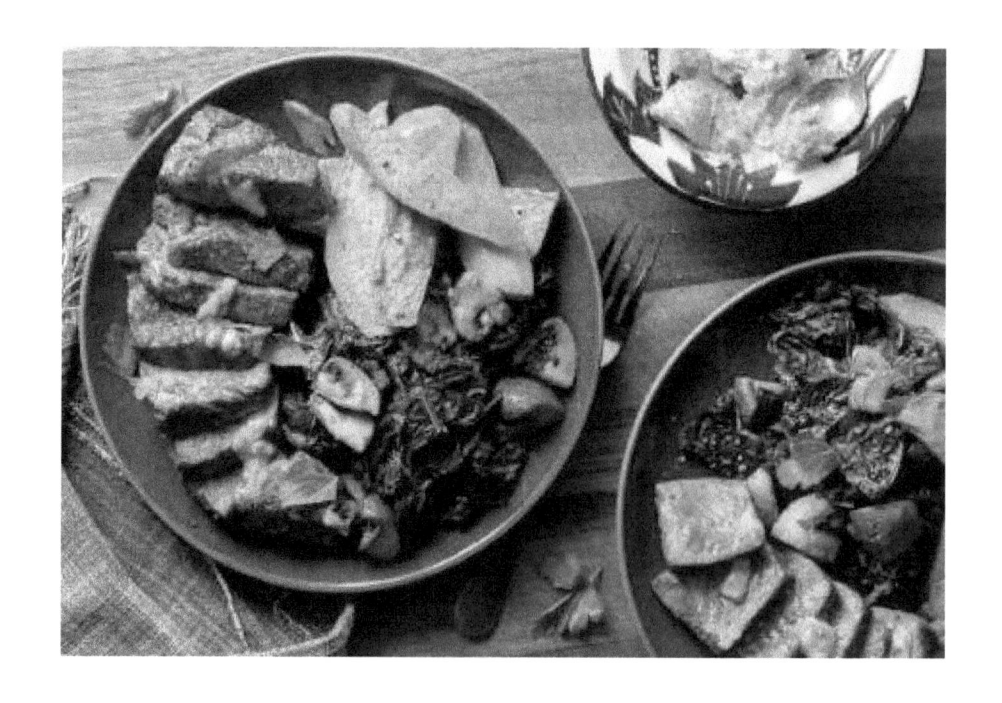

KYCKLING MED SALLADSLÖK, VATTENKRASSE OCH RÄDISOR

FÖRBEREDELSER:20 minuter tillagning: 8 minuter gräddning: 30 minuter gör: 4 portioner

ÄVEN OM DET KANSKE LÅTER KONSTIGT ATT LAGA RÄDISOR,DE ÄR KNAPPT TILLAGADE HÄR – PRECIS TILLRÄCKLIGT FÖR ATT MILDRA DERAS PEPPRIGA TUGGA OCH MÖRA DEM LITE.

3 matskedar olivolja
4 10- till 12-ounce kycklingbrösthalvor med ben (med skinn)
1 msk citron-örtkrydda (se recept)
¾ kopp skivad salladslök
6 rädisor, tunt skivade
¼ tesked svartpeppar
½ kopp torr vit vermouth eller torrt vitt vin
⅓ kopp cashewkräm (se recept)
1 knippe vattenkrasse, stjälkar putsade, grovhackade
1 msk klippt färsk dill

1. Värm ugnen till 350°F. Värm olivolja på medelhög värme i en stor stekpanna. Torka kycklingen torr med en pappershandduk. Koka kycklingen med skinnsidan nedåt i 4 till 5 minuter eller tills skinnet är gyllene och knaprigt. Vänd på kycklingen; koka ca 4 minuter eller tills de fått färg. Lägg kycklingen med skinnsidan uppåt i en grund ugnsform. Strö kycklingen med citron-örtkrydda. Grädda cirka 30 minuter eller tills en omedelbar termometer insatt i kyckling register 170 ° F.

2. Under tiden, häll allt utom 1 matsked droppar från stekpanna; sätt tillbaka stekpannan till värmen. Tillsätt salladslök och rädisor; koka ca 3 minuter eller bara tills

salladslöken vissnar. Strö över peppar. Tillsätt vermouth, rör om för att skrapa upp brynta bitar. Koka upp; koka tills det reducerats och tjocknat något. Rör ner Cashew Cream; koka upp. Ta bort stekpanna från värmen; tillsätt vattenkrasse och dill, rör försiktigt tills vattenkrasse vissnar. Rör i eventuell kycklingjuice som har samlats i ugnsformen.

3. Dela salladslökblandningen mellan fyra serveringsfat; toppa med kyckling.

KYCKLING TIKKA MASALA

FÖRBEREDELSER: 30 minuter marinera: 4 till 6 timmar koka: 15 minuter steka: 8 minuter gör: 4 portioner

DETTA VAR INSPIRERAT AV EN MYCKET POPULÄR INDISK MATRÄTT SOM KANSKE INTE ALLS HAR SKAPATS I INDIEN, UTAN SNARARE PÅ EN INDISK RESTAURANG I STORBRITANNIEN. TRADITIONELL KYCKLING TIKKA MASALA KRÄVER ATT KYCKLING MARINERAS I YOGHURT OCH SEDAN TILLAGAS I EN KRYDDIG TOMATSÅS STÄNKT MED GRÄDDE. UTAN ATT NÅGOT MEJERI FÖRSVAGAR SMAKEN AV SÅSEN ÄR DEN HÄR VERSIONEN SÄRSKILT REN. ISTÄLLET FÖR RIS SERVERAS DET ÖVER SKARPA ZUCCHININUDLAR.

1½ pund skinnfria, benfria kycklinglår eller kycklingbrösthalvor

¾ kopp naturlig kokosmjölk (som Nature's Way)

6 vitlöksklyftor, hackade

1 msk riven färsk ingefära

1 tsk mald koriander

1 tsk paprika

1 tsk malen spiskummin

¼ tesked mald kardemumma

4 matskedar raffinerad kokosolja

1 kopp hackade morötter

1 tunt skivad selleri

½ kopp hackad lök

2 jalapeño eller serrano chili, kärnade (om så önskas) och finhackad (se dricks)

1 14,5-ounce burk utan salttillsats eldrostade tärnade tomater, odränerade

1 8-ounce burk utan salttillsatt tomatsås

1 tsk garam masala utan tillsatt salt

3 medelstora zucchini

½ tsk svartpeppar

Färska korianderblad

1. Om du använder kycklinglår, skär varje lår i tre bitar. Om du använder kycklingbrösthalvor, skär varje brösthalva i 2-tums bitar, skär eventuella tjocka delar på mitten horisontellt för att göra dem tunnare. Lägg kycklingen i en stor återförslutbar plastpåse; avsätta. För marinad, kombinera ½ kopp kokosmjölk, vitlök, ingefära, koriander, paprika, spiskummin och kardemumma i en liten skål. Häll marinaden över kycklingen i påsen. Förslut påsen och vänd på kycklingen. Placera påsen i en medelstor skål; marinera i kylen i 4 till 6 timmar, vänd påsen då och då.

2. Förvärm broiler. Värm 2 matskedar av kokosoljan på medelvärme i en stor stekpanna. Tillsätt morötter, selleri och lök; koka i 6 till 8 minuter eller tills grönsakerna är mjuka, rör om då och då. Lägg till jalapeños; koka och rör om i 1 minut till. Tillsätt odränerade tomater och tomatsås. Koka upp; Sänk värmen. Sjud utan lock i cirka 5 minuter eller tills såsen tjocknar något.

3. Låt kycklingen rinna av, släng marinaden. Ordna kycklingbitarna i ett enda lager på det ouppvärmda gallret i en broilerpanna. Stek 5 till 6 tum från värmen i 8 till 10 minuter eller tills kycklingen inte längre är rosa, vänd en gång halvvägs genom stekningen. Tillsätt kokta kycklingbitar och resterande ¼ kopp kokosmjölk till tomatblandningen i stekpanna. Koka i 1 till 2 minuter eller tills den är genomvärmd. Ta bort från värmen; rör ner garam masala.

4. Klipp ändarna av zucchinin. Skär zucchinin i långa tunna strimlor med hjälp av en julienneskärare. Värm de

återstående 2 msk kokosolja i en extra stor stekpanna på medelhög värme. Tillsätt zucchinistrimlor och svartpeppar. Koka och rör om i 2 till 3 minuter eller tills zucchinin är knaprig.

5. För att servera, dela zucchinin mellan fyra serveringsfat. Toppa med kycklingblandningen. Garnera med korianderblad.

RAS EL HANOUT KYCKLINGLÅR

FÖRBEREDELSER: 20 minuter tillagning: 40 minuter gör: 4 portioner

RAS EL HANOUT ÄR ETT KOMPLEXOCH EXOTISK MAROCKANSK KRYDDBLANDNING. FRASEN BETYDER "BUTIKENS CHEF" PÅ ARABISKA, VILKET ANTYDER ATT DET ÄR EN UNIK BLANDNING AV DE BÄSTA KRYDDORNA SOM KRYDDSÄLJAREN HAR ATT ERBJUDA. DET FINNS INGET FAST RECEPT PÅ RAS EL HANOUT, MEN DET INNEHÅLLER OFTA EN BLANDNING AV INGEFÄRA, ANIS, KANEL, MUSKOTNÖT, PEPPARKORN, KRYDDNEJLIKA, KARDEMUMMA, TORKADE BLOMMOR (SOM LAVENDEL OCH ROS), NIGELLA, MUSKOTBLOMMA, GALANGAL OCH GURKMEJA.

1 msk mald spiskummin

2 tsk mald ingefära

1½ tsk svartpeppar

1½ tsk mald kanel

1 tsk mald koriander

1 tsk cayennepeppar

1 tsk mald kryddpeppar

½ tesked mald kryddnejlika

¼ tesked mald muskotnöt

1 tsk saffranstrådar (valfritt)

4 matskedar oraffinerad kokosolja

8 kycklinglår med ben

1 8-ounce paket färska svampar, skivade

1 dl hackad lök

1 kopp hackad röd, gul eller grön paprika (1 stor)

4 romatomater, kärnade ur, kärnade och hackade

4 vitlöksklyftor, hackade

2 13,5-ounce burkar naturlig kokosmjölk (som Nature's Way)

3 till 4 matskedar färsk limejuice

¼ kopp finklippt färsk koriander

1. För ras el hanout, kombinera spiskummin, ingefära, svartpeppar, kanel, koriander, cayennepeppar, kryddpeppar, kryddnejlika, muskotnöt och, om så önskas, saffran i medelstor mortel eller liten skål. Mal med en mortelstöt eller rör om med en sked för att blanda väl. Avsätta.

2. Värm 2 matskedar av kokosoljan på medelvärme i en extra stor stekpanna. Strö kycklinglår över 1 msk av ras el hanouten. Lägg till kyckling i stekpanna; koka i 5 till 6 minuter eller tills de fått färg, vänd en gång halvvägs genom tillagningen. Ta bort kycklingen från stekpannan; hålla varm.

3. Värm de återstående 2 msk kokosolja på medelhög värme i samma stekpanna. Tillsätt svamp, lök, paprika, tomater och vitlök. Koka och rör om cirka 5 minuter eller tills grönsakerna är mjuka. Rör ner kokosmjölk, limejuice och 1 matsked av ras el hanout. Lägg tillbaka kycklingen i stekpannan. Koka upp; Sänk värmen. Sjud under lock ca 30 minuter eller tills kycklingen är mjuk (175°F).

4. Servera kyckling, grönsaker och sås i skålar. Garnera med koriander.

Obs: Förvara överbliven Ras el Hanout i en täckt behållare i upp till 1 månad.

STAR FRUIT ADOBO KYCKLINGLÅR ÖVER BRÄSERAD SPENAT

FÖRBEREDELSER: 40 minuter marinera: 4 till 8 timmar koka: 45 minuter gör: 4 portioner

TORKA EVENTUELLT KYCKLINGEN TORRMED EN HUSHÅLLSPAPPER EFTER ATT DEN KOMMER UR MARINADEN INNAN DEN BRYNS I STEKPANNAN. EVENTUELL VÄTSKA KVAR PÅ KÖTTET KOMMER ATT STÄNKA I DEN HETA OLJAN.

8 kycklinglår med ben (1½ till 2 pund), skalade
¾ kopp vit eller cidervinäger
¾ kopp färsk apelsinjuice
½ kopp vatten
¼ kopp hackad lök
¼ kopp klippt färsk koriander
4 vitlöksklyftor, hackade
½ tsk svartpeppar
1 msk olivolja
1 stjärnfrukt (carambola), skivad
1 kopp kycklingbensbuljong (se recept) eller kycklingbuljong utan salttillsats
2 9-ounce förpackningar färska spenatblad
Färska korianderblad (valfritt)

1. Placera kycklingen i en holländsk ugn av rostfritt stål eller emalj; avsätta. I en medelstor skål kombinera vinäger, apelsinjuice, vattnet, löken, ¼ kopp klippt koriander, vitlök och peppar; häll över kycklingen. Täck över och marinera i kylen i 4 till 8 timmar.

2. Koka upp kycklingblandningen i holländsk ugn på medelhög värme; Sänk värmen. Täck över och låt sjuda i 35 till 40 minuter eller tills kycklingen inte längre är rosa (175°F).

3. Värm olja på medelhög värme i en extra stor stekpanna. Ta bort kycklingen från den holländska ugnen med en tång, skaka försiktigt så att matlagningsvätskan droppar av; reserv kokvätska. Bryn kycklingen på alla sidor, vänd ofta för att få en jämn färg.

4. Under tiden, för sås, sila kokvätskan; gå tillbaka till holländsk ugn. Koka upp. Koka ca 4 minuter för att reducera och tjockna något; lägg till stjärnfrukt; koka i 1 minut till. Lägg tillbaka kycklingen till såsen i holländsk ugn. Avlägsna från värme; täck för att hålla värmen.

5. Torka av stekpannan. Häll kycklingbensbuljong i stekpanna. Koka upp på medelhög värme; rör ner spenat. Sänk värmen; låt sjuda i 1 till 2 minuter eller tills spenaten precis vissnat, rör hela tiden. Använd en hålslev och överför spenaten till ett serveringsfat. Toppa med kyckling och sås. Om så önskas, strö över korianderblad.

KYCKLING-POBLANO KÅL TACOS MED CHIPOTLE MAYO

FÖRBEREDELSER: 25 minuter bakning: 40 minuter gör: 4 portioner

SERVERA DESSA STÖKIGA-MEN-GODA TACOSMED EN GAFFEL FÖR ATT TA UPP NÅGON AV FYLLNINGEN SOM RÅKAR FALLA UT UR KÅLBLADET MEDAN DU ÄTER DET.

1 msk olivolja

2 poblano chili, kärnade (om så önskas) och hackade (se dricks)

½ kopp hackad lök

3 vitlöksklyftor, hackade

1 msk saltfritt chilipulver

2 tsk malen spiskummin

½ tsk svartpeppar

1 8-ounce burk utan salttillsatt tomatsås

¾ kopp kycklingbensbuljong (se recept) eller kycklingbuljong utan salttillsats

1 tsk torkad mexikansk oregano, krossad

1 till 1½ pund skinnfria, benfria kycklinglår

10 till 12 medelstora till stora kålblad

Chipotle Paleo Mayo (se recept)

1. Värm ugnen till 350°F. Värm olja på medelhög värme i en stor ugnssäker stekpanna. Lägg till poblano chili, lök och vitlök; koka och rör om i 2 minuter. Rör ner chilipulver, spiskummin och svartpeppar; koka och rör om i 1 minut till (sänk vid behov värmen för att förhindra att kryddorna bränns vid).

2. Tillsätt tomatsås, kycklingbensbuljong och oregano i stekpanna. Koka upp. Lägg försiktigt ner kycklinglåren i tomatblandningen. Täck kastrullen med lock. Grädda ca

40 minuter eller tills kycklingen är mjuk (175°F), vänd kycklingen halvvägs en gång.

3. Ta bort kycklingen från stekpannan; svalna något. Använd två gafflar och strimla kycklingen i lagom stora bitar. Rör ner strimlad kyckling i tomatblandningen i stekpanna.

4. För att servera, sked kycklingblandningen i kålblad; toppa med Chipotle Paleo Mayo.

KYCKLINGGRYTA MED BABYMORÖTTER OCH BOK CHOY

FÖRBEREDELSER:15 minuter koka: 24 minuter stå: 2 minuter gör: 4 portioner

BABY BOK CHOY ÄR MYCKET KÄNSLIGOCH KAN BLI ÖVERKOKT PÅ ETT ÖGONBLICK. FÖR ATT HÅLLA DEN KRISPIG OCH FRÄSCH – INTE VISSEN OCH BLÖT – SE TILL ATT DEN ÅNGAR I DEN TÄCKTA VARMA GRYTAN (AV VÄRMEN) I HÖGST 2 MINUTER INNAN DU SERVERAR GRYTAN.

2 matskedar olivolja

1 purjolök, skivad (vita och ljusgröna delar)

4 koppar kycklingbensbuljong (se recept) eller kycklingbuljong utan salttillsats

1 dl torrt vitt vin

1 matsked Dijon-stil senap (se recept)

½ tsk svartpeppar

1 kvist färsk timjan

1¼ pund skinnfria, benfria kycklinglår, skurna i 1-tums bitar

8 uns babymorötter med toppar, skurade, putsade och halverade på längden, eller 2 medelstora morötter, skivade

2 tsk fint strimlat citronskal (lägg åt sidan)

1 msk färsk citronsaft

2 huvuden baby bok choy

½ tesked klippt färsk timjan

1. Värm 1 msk olivoljan i en stor kastrull på medelvärme. Koka purjolök i het olja i 3 till 4 minuter eller tills den vissnat. Tillsätt kycklingbensbuljong, vin, senap i dijonstil, ¼ tesked av paprikan och timjankvist. Koka upp; Sänk värmen. Koka i 10 till 12 minuter eller tills vätskan minskat med cirka en tredjedel. Kasta timjankvisten.

2. Värm under tiden den återstående 1 msk olivolja i en holländsk ugn på medelhög värme. Strö kycklingen med resterande ¼ tsk peppar. Koka i het olja ca 3 minuter eller tills de fått färg, rör om då och då. Häll av fett vid behov. Tillsätt försiktigt den reducerade buljongblandningen i grytan, skrapa upp eventuella bruna bitar; tillsätt morötter. Koka upp; Sänk värmen. Sjud utan lock i 8 till 10 minuter eller bara tills morötterna är mjuka. Rör ner citronsaft. Skär bok choy på längden. (Om bok choy-huvudena är stora, skär i fjärdedelar.) Lägg bok choy ovanpå kycklingen i grytan. Täck och ta bort från värmen; låt stå i 2 minuter.

3. Häll grytan i grunda skålar. Strö över citronskal och klippt timjan.

CASHEW-APELSIN KYCKLING- OCH PAPRIKARÖRA I SALLADSWRAPS

BÖRJA TILL SLUT: 45 minuter gör: 4 till 6 portioner

DU HITTAR TVÅ TYPER AVKOKOSOLJA PÅ HYLLORNA – RAFFINERAD OCH EXTRA VIRGIN, ELLER ORAFFINERAD. SOM NAMNET ANTYDER KOMMER EXTRA VIRGIN KOKOSOLJA FRÅN DEN FÖRSTA PRESSNINGEN AV DEN FÄRSKA, RÅA KOKOSNÖTEN. DET ÄR ALLTID DET BÄTTRE VALET NÄR DU LAGAR MAT PÅ MEDELHÖG ELLER MEDELHÖG VÄRME. RAFFINERAD KOKOSOLJA HAR EN HÖGRE RÖKPUNKT, SÅ ANVÄND DEN BARA NÄR DU LAGAR MAT PÅ HÖG VÄRME.

1 msk raffinerad kokosolja

1½ till 2 pund skinnfria, benfria kycklinglår, skurna i tunna lagom stora strimlor

3 röda, orange och/eller gula paprikor, stjälkade, kärnade och tunt skivade i lagom stora strimlor

1 rödlök, halverad på längden och tunt skivad

1 tsk finrivet apelsinskal (lägg åt sidan)

½ kopp färsk apelsinjuice

1 msk finhackad färsk ingefära

3 vitlöksklyftor, hackade

1 kopp osaltade råa cashewnötter, rostade och grovt hackade (se dricks)

½ kopp skivad grönlök (4)

8 till 10 smör- eller isbergssalladsblad

1. Värm kokosoljan på hög värme i en wok eller stor stekpanna. Lägg till kyckling; koka och rör om i 2 minuter. Tillsätt paprika och lök; koka och rör om i 2 till 3 minuter eller tills grönsakerna precis börjar mjukna. Ta bort kycklingen och grönsakerna från woken; hålla varm.

2. Torka av woken med hushållspapper. Tillsätt apelsinjuicen i woken. Koka cirka 3 minuter eller tills saften kokar och minskar något. Tillsätt ingefära och vitlök. Koka och rör om i 1 minut. Lägg tillbaka kyckling- och pepparblandningen i woken. Rör ner apelsinskal, cashewnötter och salladslök. Servera woka på salladsblad.

VIETNAMESISK KOKOS-CITRONGRÄSKYCKLING

BÖRJA TILL SLUT: 30 minuter gör: 4 portioner

DENNA SNABBA KOKOSCURRYKAN VARA PÅ BORDET PÅ 30 MINUTER FRÅN DET ATT DU BÖRJAR HACKA, VILKET GÖR DEN TILL EN IDEALISK MÅLTID FÖR EN HEKTISK VARDAGSKVÄLL.

1 matsked oraffinerad kokosolja

4 stjälkar citrongräs (endast bleka delar)

1 3,2-ounce paket ostronsvampar, hackade

1 stor lök, tunt skivad, halverade ringar

1 färsk jalapeño, kärnad och finhackad (se dricks)

2 msk finhackad färsk ingefära

3 hackade vitlöksklyftor

1½ pund skinnfria, benfria kycklinglår, tunt skivade och skurna i lagom stora bitar

½ kopp naturlig kokosmjölk (som Nature's Way)

½ kopp kycklingbensbuljong (se recept) eller kycklingbuljong utan salttillsats

1 msk saltfritt rött currypulver

½ tsk svartpeppar

½ kopp klippta färska basilikablad

2 msk färsk limejuice

Osötad rakad kokosnöt (valfritt)

1. Värm kokosolja på medelvärme i en extra stor stekpanna. Lägg till citrongräs; koka och rör om i 1 minut. Tillsätt svamp, lök, jalapeño, ingefära och vitlök; koka och rör om i 2 minuter eller tills löken är precis mjuk. Lägg till kyckling; koka ca 3 minuter eller tills kycklingen är genomstekt.

2. Kombinera kokosmjölk, kycklingbensbuljong, currypulver och svartpeppar i en liten skål. Lägg till

kycklingblandningen i stekpanna; koka i 1 minut eller tills vätskan har tjocknat något. Avlägsna från värme; rör ner färsk basilika och limejuice. Om så önskas, strö portioner med kokos.

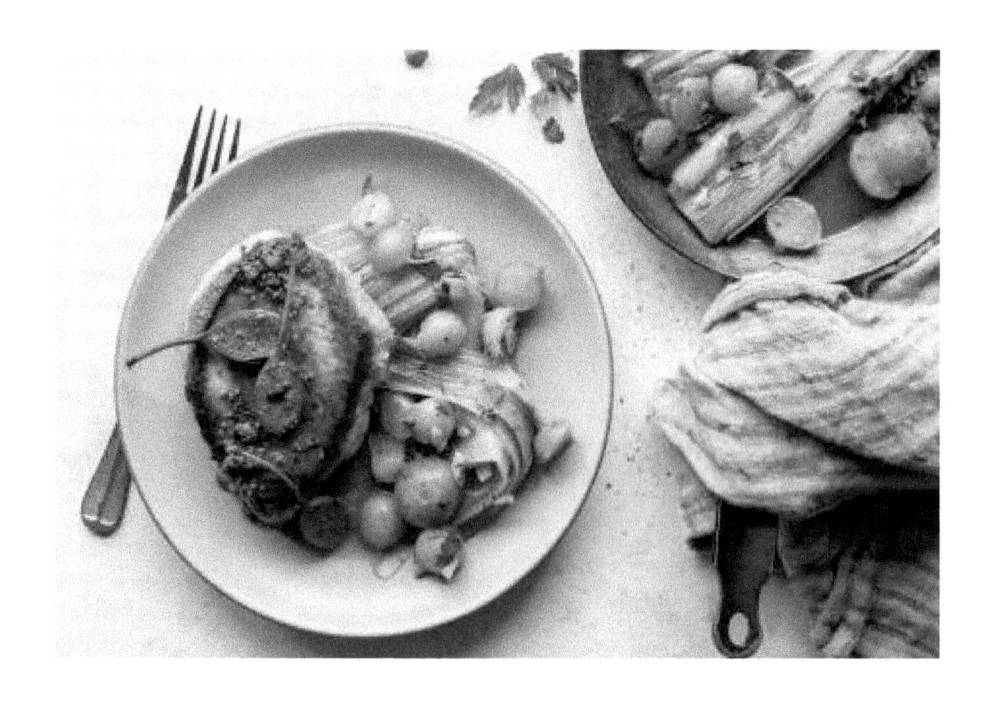

GRILLAD KYCKLING OCH ÄPPEL ESCAROLE SALLAD

FÖRBEREDELSER: 30 minuter grill: 12 minuter gör: 4 portioner

OM DU GILLAR ETT SÖTARE ÄPPLE, GÅ MED HONEYCRISP. OM DU GILLAR ETT SYRLIGT ÄPPLE, ANVÄND GRANNY SMITH - ELLER, FÖR BALANS, PROVA EN BLANDNING AV DE TVÅ VARIANTERNA.

3 medium Honeycrisp eller Granny Smith äpplen
4 tsk extra virgin olivolja
½ dl finhackad schalottenlök
2 msk klippt färsk persilja
1 msk fågelkrydda
3 till 4 huvuden escarole, i fjärdedelar
1 pund malet kyckling- eller kalkonbröst
⅓ kopp hackade rostade hasselnötter*
⅓ kopp klassisk fransk vinägrett (se recept)

1. Halvera och kärna ur äpplena. Skala och finhacka 1 av äpplena. Värm 1 tsk olivoljan på medelvärme i en medelstor stekpanna. Tillsätt hackat äpple och schalottenlök; koka tills de är mjuka. Rör ner persilja och fågelkrydda. Ställ åt sidan för att svalna.

2. Kärna ur under tiden de återstående 2 äpplena och skär i klyftor. Pensla de skurna sidorna av äppelklyftorna och escarole med den återstående olivoljan. I en stor skål kombinera kyckling och den kylda äppelblandningen. Dela i åtta portioner; forma varje del till en 2-tums diameter patty.

3. För en kol- eller gasgrill, lägg kycklingbiffar och äppelklyftor på ett galler direkt på medelvärme. Täck över och grilla i

10 minuter, vänd en gång halvvägs genom grillningen. Tillsätt escarole, skär sidorna nedåt. Täck över och grilla i 2 till 4 minuter eller tills escarole är lätt förkolnat, äpplena är mjuka och kycklingbiffarna är klara (165°F).

4. Grovhacka escarole. Dela escarole mellan fyra serveringsfat. Toppa med kycklingbiffar, äppelskivor och hasselnötter. Ringla över klassisk fransk vinägrett.

*Tips: För att rosta hasselnötter, förvärm ugnen till 350°F. Bred ut nötter i ett enda lager i en grund bakplåt. Grädda i 8 till 10 minuter eller tills lätt rostat, rör om en gång för att rosta jämnt. Kyl nötterna något. Lägg de varma nötterna på en ren kökshandduk; gnugga med handduken för att ta bort de lösa skinnen.

TOSKANSK KYCKLINGSOPPA MED GRÖNKÅLSBAND

FÖRBEREDELSER: 15 minuter tillagning: 20 minuter gör: 4 till 6 portioner

EN SKED PESTO- DITT VAL AV ANTINGEN BASILIKA ELLER RUCCOLA - GER BRA SMAK TILL DENNA SALTA SOPPA KRYDDAD MED SALTFRI FÅGELKRYDDA. FÖR ATT HÅLLA GRÖNKÅLSBANDEN LJUSGRÖNA OCH SÅ FULLA AV NÄRINGSÄMNEN SOM MÖJLIGT, KOKA DEM BARA TILLS DE VISSNAR.

1 pund mald kyckling
2 matskedar fågelkrydda utan salttillsats
1 tsk fint strimlat citronskal
1 msk olivolja
1 dl hackad lök
½ kopp hackade morötter
1 dl hackad selleri
4 vitlöksklyftor, skivade
4 koppar kycklingbensbuljong (se recept) eller kycklingbuljong utan salttillsats
1 14,5-ounce burk utan salttillsatta eldrostade tomater, odränerade
1 knippe Lacinato (toskansk) grönkål, stjälkarna borttagna, skurna i band
2 matskedar färsk citronsaft
1 tsk klippt färsk timjan
Basilika eller ruccola pesto (se recept)

1. Kombinera mald kyckling, fågelkrydda och citronskal i en medelstor skål. Blanda väl.

2. Värm olivolja på medelvärme i en holländsk ugn. Tillsätt kycklingblandning, lök, morötter och selleri; koka i 5 till 8 minuter eller tills kycklingen inte längre är rosa, rör om med en träslev för att bryta upp köttet och lägg till

vitlöksskivor den sista 1 minut av tillagningen. Tillsätt kycklingbensbuljong och tomater. Koka upp; Sänk värmen. Täck över och låt sjuda i 15 minuter. Rör ner grönkål, citronsaft och timjan. Sjud utan lock i cirka 5 minuter eller tills grönkålen precis vissnat.

3. För att servera, häll soppan i serveringsskålar och toppa med basilika eller ruccola pesto.

KYCKLING LARB

FÖRBEREDELSER: 15 minuter tillagning: 8 minuter sval: 20 minuter gör: 4 portioner

DENNA VERSION AV DEN POPULÄRA THAILÄNDSKA RÄTTEN AV MYCKET KRYDDAD MALD KYCKLING OCH GRÖNSAKER SOM SERVERAS I SALLADSBLAD ÄR OTROLIGT LÄTT OCH SMAKRIK – UTAN TILLSATS AV SOCKER, SALT OCH FISKSÅS (SOM ÄR MYCKET NATRIUMRIK) SOM TRADITIONELLT ÄR EN DEL AV INGREDIENSLISTAN. MED VITLÖK, THAILÄNDSK CHILI, CITRONGRÄS, LIMESKAL, LIMEJUICE, MYNTA OCH KORIANDER KOMMER DU INTE ATT MISSA DEM.

1 msk raffinerad kokosolja
2 pund mald kyckling (95 % magert eller malet bröst)
8 uns knappsvamp, finhackad
1 dl finhackad rödlök
1 till 2 thailändsk chili, kärnade och finhackad (sedricks)
2 msk finhackad vitlök
2 msk finhackat citrongräs*
¼ tesked mald kryddnejlika
¼ tesked svartpeppar
1 msk finrivet limeskal
½ kopp färsk limejuice
⅓ kopp tätt packade färska myntablad, hackade
⅓ kopp tätt packad färsk koriander, hackad
1 huvud isbergssallad, uppdelad i blad

1. Värm kokosolja på medelhög värme i en extra stor stekpanna. Tillsätt mald kyckling, svamp, lök, chili(ar), vitlök, citrongräs, kryddnejlika och svartpeppar. Koka i 8 till 10 minuter eller tills kycklingen är genomstekt, rör om med en träslev för att bryta upp köttet medan det tillagas. Töm vid behov. Överför kycklingblandningen till en extra

stor skål. Låt svalna i cirka 20 minuter eller tills det är något varmare än rumstemperatur, rör om då och då.

2. Rör ner limeskal, limejuice, mynta och koriander i kycklingblandningen. Servera i salladsblad.

*Tips: För att förbereda citrongräset behöver du en vass kniv. Skär bort den vedartade stjälken från botten av stjälken och de sega gröna bladen på toppen av plantan. Ta bort de två hårda yttre lagren. Du bör ha en bit citrongräs som är cirka 6 tum lång och ljusgul-vit. Skär stjälken på mitten horisontellt, skär sedan varje halva på mitten igen. Skiva varje fjärdedel av stjälken mycket tunt.

KYCKLINGBURGARE MED SZECHWAN CASHEWSÅS

FÖRBEREDELSER: 30 minuter tillagning: 5 minuter grill: 14 minuter gör: 4 portioner

CHILIOLJAN GJORD GENOM UPPVÄRMNINGOLIVOLJA MED KROSSAD RÖD PAPRIKA KAN ANVÄNDAS PÅ ANDRA SÄTT OCKSÅ. ANVÄND DEN FÖR ATT SAUTERA FÄRSKA GRÖNSAKER - ELLER SLÄNG DEM MED LITE CHILIOLJA INNAN DU STEKER.

2 matskedar olivolja
¼ tesked krossad röd paprika
2 koppar råa cashewbitar, rostade (sedricks)
¼ kopp olivolja
½ kopp strimlad zucchini
¼ kopp finhackad gräslök
2 vitlöksklyftor, hackade
2 tsk fint strimlat citronskal
2 tsk riven färsk ingefära
1 pund malet kyckling- eller kalkonbröst

SZECHWAN CASHEWSÅS

1 msk olivolja
2 msk finhackad salladslök
1 msk riven färsk ingefära
1 tsk kinesiskt pulver med fem kryddor
1 tsk färsk limejuice
4 gröna blad eller smörsallatsblad

1. För chilioljan, kombinera olivoljan och den krossade röda paprikan i en liten kastrull. Värm på låg värme i 5 minuter. Avlägsna från värme; låt svalna.

2. För cashewsmör, lägg cashewnötter och 1 msk av olivoljan i en mixer. Täck över och blanda tills det är krämigt, sluta

skrapa ner sidorna efter behov och tillsätt ytterligare olivolja, 1 matsked åt gången, tills hela ¼ koppen har använts och smöret är mycket mjukt; avsätta.

3. Kombinera zucchini, gräslök, vitlök, citronskal och 2 tsk ingefära i en stor skål. Tillsätt mald kyckling; blanda väl. Forma kycklingblandningen till fyra ½ tum tjocka biffar.

4. För en kol- eller gasgrill, placera biffar på det smorda gallret direkt på medelvärme. Täck över och grilla i 14 till 16 minuter eller tills den är klar (165°F), vänd en gång halvvägs genom grillningen.

5. Under tiden, för såsen, värm olivoljan på medelhög värme i en liten stekpanna. Tillsätt salladslöken och 1 msk ingefära; koka på medelhög värme i 2 minuter eller tills salladslöken mjuknar. Tillsätt ½ kopp cashewsmör (förvara resterande cashewsmör i kylen i upp till 1 vecka), chiliolja, limejuice och pulver med fem kryddor. Koka i ytterligare 2 minuter. Avlägsna från värme.

6. Servera biffar på salladsbladen. Ringla över sås.

TURKISKA KYCKLINGWRAPS

FÖRBEREDELSER: 25 minuter stå: 15 minuter koka: 8 minuter gör: 4 till 6 portioner

"BAHARAT" BETYDER HELT ENKELT "KRYDDA" PÅ ARABISKA. EN ALLROUNDKRYDDA I MELLANÖSTERNKÖKET, DEN ANVÄNDS OFTA SOM EN GNIDNING PÅ FISK, FÅGEL OCH KÖTT ELLER BLANDAS MED OLIVOLJA OCH ANVÄNDS SOM GRÖNSAKSMARINAD. KOMBINATIONEN AV VARMA, SÖTA KRYDDOR SOM KANEL, SPISKUMMIN, KORIANDER, KRYDDNEJLIKA OCH PAPRIKA GÖR DEN EXTRA AROMATISK. TILLSATSEN AV TORKAD MYNTA ÄR EN TURKISK TOUCH.

⅓ kopp klippta osavlade torkade aprikoser
⅓ kopp klippta torkade fikon
1 matsked oraffinerad kokosolja
1½ pund malet kycklingbröst
3 koppar skivad purjolök (endast vita och ljusgröna delar) (3)
⅔ av en medium grön och/eller röd paprika, tunt skivad
2 msk Baharat krydda (se recept, Nedan)
2 vitlöksklyftor, hackade
1 kopp hackade tomater med kärnor (2 medelstora)
1 kopp hackad, kärnade gurka (½ av en medium)
½ kopp hackade skalade osaltade pistagenötter, rostade (se dricks)
¼ kopp klippt färsk mynta
¼ kopp klippt färsk persilja
8 till 12 stora smörhuvuds- eller Bibb-sallatsblad

1. Lägg aprikoser och fikon i en liten skål. Tillsätt ⅔ kopp kokande vatten; låt stå i 15 minuter. Häll av, spara ½ kopp av vätskan.

2. Värm under tiden kokosolja på medelvärme i en extra stor stekpanna. Tillsätt mald kyckling; koka i 3 minuter, rör om

med en träslev för att bryta upp köttet medan det tillagas. Tillsätt purjolök, paprika, Baharatkrydda och vitlök; koka och rör om cirka 3 minuter eller tills kycklingen är klar och pepparn är precis mjuk. Tillsätt aprikoser, fikon, reserverad vätska, tomater och gurka. Koka och rör om cirka 2 minuter eller tills tomater och gurka precis börjar brytas ner. Rör ner pistagenötter, mynta och persilja.

3. Servera kyckling och grönsaker i salladsblad.

Baharat krydda: Kombinera 2 matskedar söt paprika i en liten skål; 1 matsked svartpeppar; 2 teskedar torkad mynta, fint krossad; 2 teskedar mald spiskummin; 2 tsk mald koriander; 2 teskedar mald kanel; 2 tsk malda kryddnejlika; 1 tesked mald muskotnöt; och 1 tsk mald kardemumma. Förvara i en tättsluten behållare i rumstemperatur. Gör cirka ½ kopp.

SPANSKA CORNISH HÖNS

FÖRBEREDELSER: 10 minuter bakning: 30 minuter stek: 6 minuter gör: 2 till 3 portioner

DET HÄR RECEPTET KUNDE INTE VARA ENKLARE – OCH RESULTATET ÄR HELT FANTASTISKT. RIKLIGA MÄNGDER RÖKT PAPRIKA, VITLÖK OCH CITRON GER DESSA SMÅ FÅGLAR STOR SMAK.

2 1½-pund Cornish höns, tinade om de är frysta
1 msk olivolja
6 vitlöksklyftor, hackade
2 till 3 matskedar rökt söt paprika
¼ till ½ tesked cayennepeppar (valfritt)
2 citroner, i fjärdedelar
2 matskedar klippt färsk persilja (valfritt)

1. Värm ugnen till 375°F. För att inkvartera vilthönsen, använd en kökssax eller en vass kniv för att skära längs båda sidorna av den smala ryggraden. Fjäril upp fågeln och skär hönan på mitten genom bröstbenet. Ta bort bakdelen genom att skära igenom skinnet och köttet som skiljer låren från bröstet. Håll vingen och bröstet intakta. Gnid olivolja över korniska hönsbitar. Strö över hackad vitlök.

2. Lägg hönsbitarna med skinnsidan uppåt i en extra stor ugnsform. Strö över rökt paprika och cayennepeppar. Pressa citronkvartarna över hönsen; tillsätt citronkjärtar i stekpannan. Vänd hönsbitarna med skinnsidan nedåt i pannan. Täck och grädda i 30 minuter. Ta bort stekpannan från ugnen.

3. Förvärm broiler. Vänd bitarna med en tång. Justera ugnsgallret. Stek 4 till 5 tum från värmen i 6 till 8 minuter

tills huden är brun och hönsen är färdiga (175 ° F). Ringla över pannsaft. Om så önskas, strö över persilja.

PISTASCHROSTADE CORNISH-HÖNS MED RUCCOLA, APRIKOS OCH FÄNKÅLSSALLAD

FÖRBEREDELSER:30 minuter kyla: 2 till 12 timmar stekning: 50 minuter stå: 10 minuter gör: 8 portioner

EN PISTASCHPESTO GJORDMED PERSILJA, TIMJAN, VITLÖK, APELSINSKAL, APELSINJUICE OCH OLIVOLJA STOPPAS IN UNDER HUDEN PÅ VARJE FÅGEL INNAN DEN MARINERAS.

4 20- till 24-ounce Cornish vilthöns

3 dl råa pistagenötter

2 matskedar klippt färsk italiensk (plattbladig) persilja

1 msk klippt timjan

1 stor vitlöksklyfta, finhackad

2 tsk fint strimlat apelsinskal

2 msk färsk apelsinjuice

¾ kopp olivolja

2 stora lökar, tunt skivade

½ kopp färsk apelsinjuice

2 matskedar färsk citronsaft

¼ tesked nymalen svartpeppar

¼ tesked torr senap

2 5-ounce förpackningar ruccola

1 stor fänkålslök, tunt rakad

2 msk klippta fänkålsblad

4 aprikoser, urkärnade och skurna i tunna klyftor

1. Skölj inuti håligheter hos corniska vilthöns. Knyt ihop benen med kökssnöre i 100 % bomull. Stoppa vingar under kroppar; avsätta.

2. Kombinera pistagenötter, persilja, timjan, vitlök, apelsinskal och apelsinjuice i en matberedare eller mixer. Bearbeta tills en grov pasta bildas. Med processorn igång, tillsätt ¼ kopp olivoljan i en långsam, jämn ström.

3. Använd fingrarna och lossa huden på bröstsidan av en höna för att skapa en ficka. Fördela en fjärdedel av pistageblandningen jämnt under huden. Upprepa med resterande höns och pistageblandning. Fördela skivad lök över botten av stekpannan; lägg hönsen med bröstet uppåt ovanpå lök. Täck och ställ i kylen i 2 till 12 timmar.

4. Värm ugnen till 425°F. Stek hönsen i 30 till 35 minuter eller tills en omedelbar termometer som är insatt i en insida av lårmuskeln registrerar 175°F.

5. Under tiden, för dressing, kombinera apelsinjuice, citronsaft, peppar och senap i en liten skål. Blanda väl. Tillsätt den återstående ½ koppen olivolja i en långsam, jämn ström, under konstant vispning.

6. För sallad, kombinera ruccola, fänkål, fänkålsblad och aprikoser i en stor skål. Ringla lätt med dressing; kasta väl. Reservera ytterligare dressing för annat ändamål.

7. Ta ut hönsen från ugnen; tälta löst med folie och låt stå i 10 minuter. För att servera, dela salladen jämnt mellan åtta serveringsfat. Skär hönsen på mitten på längden; lägg hönshalvor på sallader. Servera omedelbart.

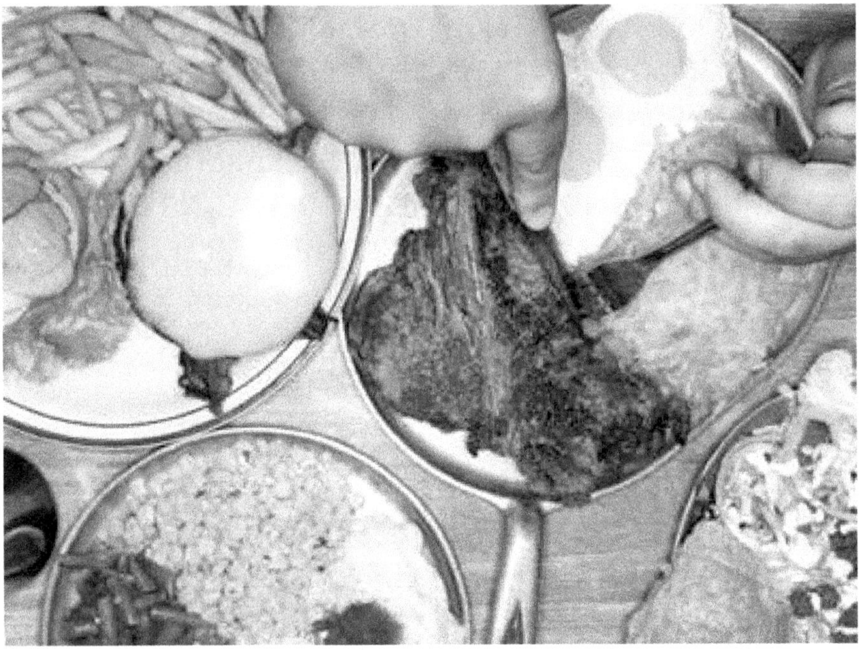

ANKBRÖST MED GRANATÄPPLE OCH JICAMA SALLAD

FÖRBEREDELSER:15 minuter tillagning: 15 minuter gör: 4 portioner

ATT SKÄRA ETT DIAMANTMÖNSTER IFETTET FRÅN ANKBRÖSTEN GÖR ATT FETTET SLÄPPS UT NÄR DE GARAM MASALA-KRYDDADE BRÖSTEN LAGAR MAT. DROPPARNA KOMBINERAS MED JICAMA, GRANATÄPPLEKÄRNOR, APELSINJUICE OCH NÖTKÖTTSBULJONG OCH SLÄNGS MED PEPPARGRÖNT FÖR ATT VISSNA DEM BARA NÅGOT.

4 benfria Muscovy ankbröst (cirka 1½ till 2 pund totalt)

1 msk garam masala

1 matsked oraffinerad kokosolja

2 koppar tärnad, skalad jicama

½ kopp granatäpplekärnor

¼ kopp färsk apelsinjuice

¼ kopp nötköttsbuljong (se recept) eller nötbuljong utan salttillsats

3 dl vattenkrasse, stjälkarna borttagna

3 dl riven frisée och/eller tunt skivad belgisk endive

1. Med en vass kniv gör du grunda snitt i diamantmönster i fettet från ankbröst med 1-tums mellanrum. Strö båda sidorna av brösthalvorna med garam masala. Värm en extra stor stekpanna på medelvärme. Smält kokosoljan i den heta stekpannan. Lägg brösthalvorna, med skinnsidan nedåt, i stekpannan. Koka i 8 minuter med skinnsidorna nedåt, var noga med att inte bryna för snabbt (minska värmen vid behov). Vänd på ankbrösten; koka i 5 till 6 minuter till eller tills en omedelbar termometer som sätts in i brösthalvorna registrerar 145°F för medium. Ta bort

brösthalvorna, spara droppar i en stekpanna; täck med folie för att hålla värmen.

2. För dressing, tillsätt jicama till droppar i stekpanna; koka och rör om i 2 minuter på medelvärme. Tillsätt granatäpplekärnor, apelsinjuice och nötköttsbuljong i stekpanna. Koka upp; ta omedelbart bort från värmen.

3. För sallad, kombinera vattenkrasse och frisée i en stor skål. Häll varm dressing över gröna; kasta till beläggning.

4. Dela salladen på fyra mattallrikar. Skiva ankbrösten tunt och lägg på sallader.

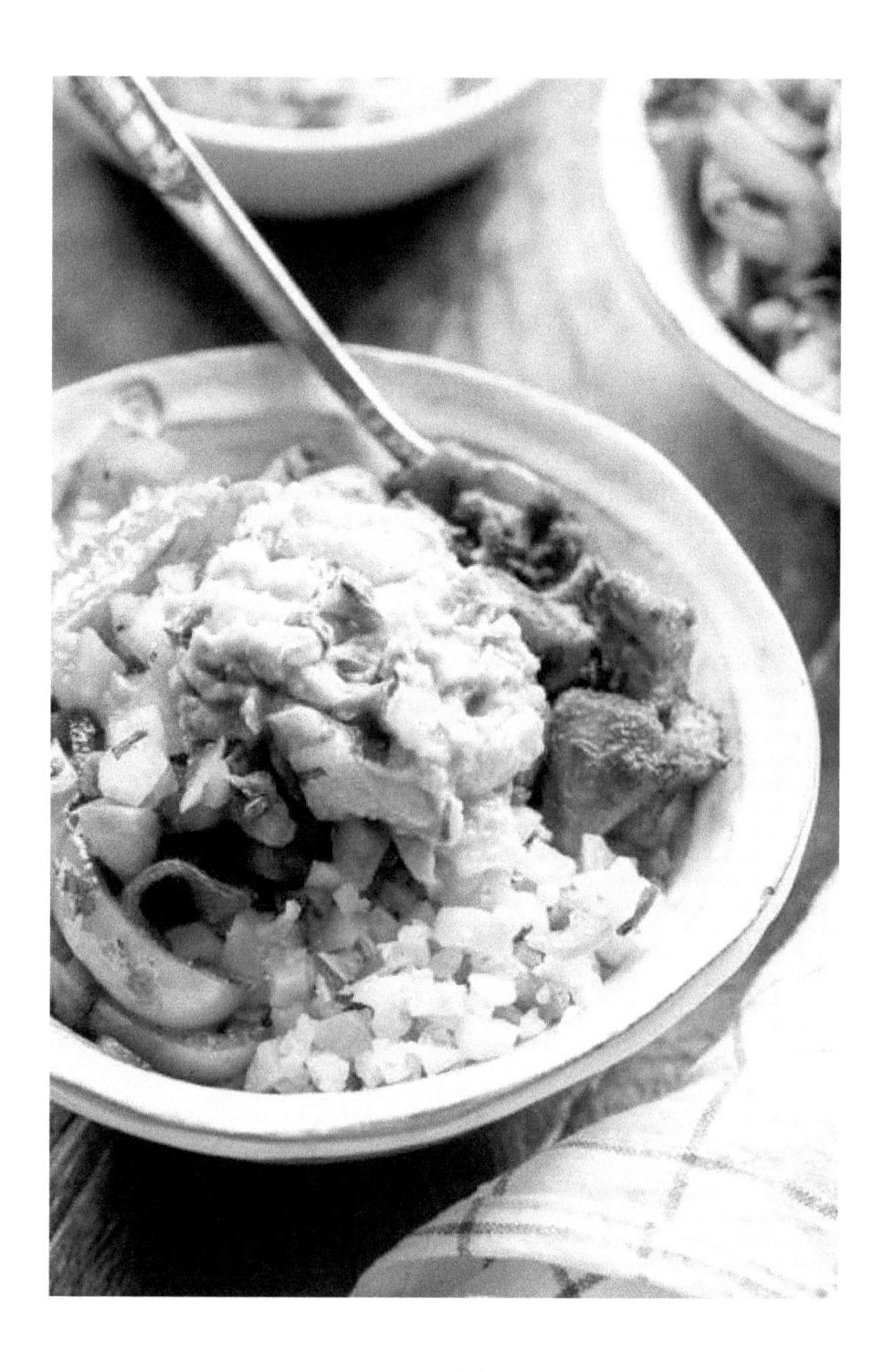

GRILLADE REMSBIFFAR MED RIVEN ROTFRUKTSHASH

FÖRBEREDELSER:20 minuter stand: 20 minuter grill: 10 minuter stand: 5 minuter gör: 4 portioner

STRIPBIFFAR HAR EN MYCKET MÖR KONSISTENS,OCH DEN LILLA FETTREMSAN PÅ ENA SIDAN AV BIFFEN BLIR KNAPRIG OCH RÖKIG PÅ GRILLEN. MINA TANKAR OM ANIMALISKT FETT HAR FÖRÄNDRATS SEDAN MIN FÖRSTA BOK. OM DU ÄR TROGEN DE GRUNDLÄGGANDE PRINCIPERNA FÖR THE PALEO DIET® OCH HÅLLER MÄTTAT FETT INOM 10 TILL 15 PROCENT AV DINA DAGLIGA KALORIER, KOMMER DET INTE ATT ÖKA RISKEN FÖR HJÄRTSJUKDOMAR – OCH I SJÄLVA VERKET KAN DET MOTSATTA VARA SANT. NY INFORMATION TYDER PÅ ATT FÖRHÖJDA LDL-KOLESTEROL FAKTISKT KAN MINSKA SYSTEMISK INFLAMMATION, VILKET ÄR EN RISKFAKTOR FÖR HJÄRTSJUKDOMAR.

3 matskedar extra virgin olivolja

2 msk riven färsk pepparrot

1 tsk fint strimlat apelsinskal

½ tsk malen spiskummin

½ tsk svartpeppar

4 remsbiffar (även kallade toploin), skär ca 1 tum tjocka

2 medelstora palsternacka, skalade

1 stor sötpotatis, skalad

1 medelstor kålrot, skalad

1 eller 2 schalottenlök, finhackad

2 vitloksklyftor, hackade

1 msk klippt färsk timjan

1. I en liten skål rör ihop 1 msk av oljan, pepparrot, apelsinskal, spiskummin och ¼ tesked av paprikan.

Fördela blandningen över biffar; täck och låt stå i rumstemperatur i 15 minuter.

2. Under tiden för hash, strimla palsternackan, sötpotatisen och kålroten med hjälp av ett rivjärn eller en matberedare utrustad med rivbladet. Placera strimlade grönsaker i en stor skål; tillsätt schalottenlök(ar). I en liten skål kombinera de återstående 2 msk olja, de återstående ¼ tsk peppar, vitlök och timjan. Ringla över grönsaker; släng för att blanda ordentligt. Vik en 36×18-tums bit tung folie på mitten för att göra en dubbel tjocklek av folie som mäter 18×18 tum. Placera grönsaksblandningen i mitten av folien; ta upp motsatta kanter av folien och försegla med ett dubbelvik. Vik återstående kanter för att helt omsluta grönsakerna, lämna utrymme för ånga att bygga upp.

3. För en kol- eller gasgrill, placera biffar och foliepaket på grillgallret direkt på medelvärme. Täck och grilla biffar i 10 till 12 minuter för medium rare (145°F) eller 12 till 15 minuter för medium (160°F), vänd en gång halvvägs genom grillningen. Grilla paketet i 10 till 15 minuter eller tills grönsakerna är mjuka. Låt biffarna stå i 5 minuter medan grönsakerna tillagas färdigt. Dela grönsakshash mellan fyra serveringsfat; toppa med biffar.

ASIATISKT NÖTKÖTT OCH GRÖNSAKSRÖRA

FÖRBEREDELSER:30 minuter tillagning: 15 minuter gör: 4 portioner

FIVE-SPICE PULVER ÄR EN SALTFRI KRYDDBLANDNINGANVÄNDS FLITIGT I KINESISK MATLAGNING. DEN BESTÅR AV LIKA DELAR MALD KANEL, KRYDDNEJLIKA, FÄNKÅLSFRÖN, STJÄRNANIS OCH SZECHWAN-PEPPARKORN.

1½ pund benfri nötbiff på ytterbiff eller benfri rund biff, skuren 1 tum tjock

1½ teskedar femkryddspulver

3 matskedar raffinerad kokosolja

1 liten rödlök, skuren i tunna klyftor

1 litet knippe sparris (ca 12 uns), putsad och skuren i 3-tums bitar

1½ dl julienneskurna orange och/eller gula morötter

4 vitlöksklyftor, hackade

1 tsk fint strimlat apelsinskal

¼ kopp färsk apelsinjuice

¼ kopp nötköttsbuljong (serecept) eller nötbuljong utan salttillsats

¼ kopp vitvinsvinäger

¼ till ½ tesked krossad röd paprika

8 dl grovstrimlad napakål

½ kopp osaltad mandel i skivor eller osaltade grovhackade cashewnötter, rostade (se tips, sidan 57)

1. Om så önskas, frys in nötkött delvis för enklare skivning (cirka 20 minuter). Skär nötkött i mycket tunna skivor. I en stor skål blanda ihop nötkött och pulver med fem kryddor. Värm 1 matsked kokosolja på medelhög värme i en stor wok eller extra stor stekpanna. Tillsätt hälften av nötköttet; koka och rör om i 3 till 5 minuter eller tills de fått färg. Överför nötkött till en skål. Upprepa med

resterande nötkött och ytterligare 1 msk olja. Överför nötköttet till skålen med det andra kokta nötköttet.

2. Tillsätt resterande 1 msk olja i samma wok. Tillsätt lök; koka och rör om i 3 minuter. Tillsätt sparris och morötter; koka och rör om i 2 till 3 minuter eller tills grönsakerna är knapriga. Tillsätt vitlök; koka och rör om i 1 minut till.

3. För sås, kombinera apelsinskal, apelsinjuice, nötköttsbuljong, vinäger och krossad röd paprika i en liten skål. Tillsätt sås och allt nötkött med juice i skål till grönsaker i wok. Koka och rör om i 1 till 2 minuter eller tills den är genomvärmd. Använd en hålslev för att överföra köttgrönsaker till en stor skål. Täck för att hålla värmen.

4. Koka såsen utan lock på medelvärme i 2 minuter. Lägg till kål; koka och rör om i 1 till 2 minuter eller tills kålen precis vissnat. Fördela kål och eventuell matlagningsjuice på fyra serveringsfat. Toppa jämnt med köttblandningen. Strö över nötter.

CEDER-PLANKADE FILÉER MED ASIATISK SLATHER OCH SLAW

BLÖTA:1 timme förberedelse: 40 minuter grill: 13 minuter stå: 10 minuter gör: 4 portioner.

NAPAKÅL KALLAS IBLAND FÖR KINAKÅL. DEN HAR VACKRA, SKRYNKLIGA KRÄMFÄRGADE BLAD MED LJUSA GULGRÖNA SPETSAR. DEN HAR EN DELIKAT, MILD SMAK OCH KONSISTENS – HELT ANNORLUNDA ÄN DE VAXARTADE BLADEN PÅ RUNDKÅL – OCH INTE ÖVERRASKANDE, ÄR DEN NATURLIG I RÄTTER I ASIATISK STIL.

1 stor cederträ planka
¼ uns torkad shiitakesvamp
¼ kopp valnötsolja
2 tsk finhackad färsk ingefära
2 tsk krossad röd paprika
1 tsk krossade Szechwan pepparkorn
¼ tesked femkryddspulver
4 vitlöksklyftor, hackade
4 4- till 5-ounce oxfilébiffar, skurna ¾ till 1 tum tjocka
Asiatisk slaw (se recept, Nedan)

1. Lägg grillplankan i vatten; vikt ner och blöt i minst 1 timme.

2. Under tiden, för asiatisk slather, häll kokande vatten i en liten skål över torkade shiitakesvampar; låt stå i 20 minuter för att återfukta. Låt svampen rinna av och lägg i en matberedare. Tillsätt valnötsolja, ingefära, krossad röd paprika, Szechuan-pepparkorn, pulver med fem kryddor och vitlök. Täck över och bearbeta tills champinjonerna är malda och ingredienserna kombineras; avsätta.

3. Töm grillplankan. För en kolgrill, arrangera medelvarma kol runt omkretsen av grillen. Lägg plankan på grillgallret direkt över kolen. Täck över och grilla i 3 till 5 minuter eller tills plankan börjar krackelera och ryka. Placera biffar på grillgaller direkt över kol; grilla i 3 till 4 minuter eller tills den är genomstekt. Överför biffarna till plankan med de stekta sidorna uppåt. Placera plankan i mitten av grillen. Dela asiatisk slather mellan biffar. Täck över och grilla i 10 till 12 minuter eller tills en direktavläst termometer som är insatt horisontellt i biffarna visar 130 °F. (För en gasolgrill, förvärm grillen. Sänk värmen till medel. Lägg avrunnen planka på grillgallret; täck över och grilla i 3 till 5 minuter eller tills plankan börjar krackelera och ryka. Lägg biffarna på grillgallret i 3 till 4 minuter eller tills Överför biffarna till plankan med de stekta sidorna uppåt. Justera grillen för indirekt tillagning; lägg planka med biffar över brännaren som är avstängd. Fördela slasken mellan biffarna. Täck och grilla i 10 till 12 minuter eller tills en omedelbar termometer som är insatt horisontellt i biffarna visar 130 °F.)

4. Ta bort biffar från grillen. Täck biffar löst med folie; låt stå i 10 minuter. Skär biffarna i ¼-tums tjocka skivor. Servera biff över asiatisk slaw.

Asiatisk slaw: I en stor skål kombinera 1 medelstor napakål, tunt skivad; 1 kopp finstrimlad rödkål; 2 morötter, skalade och skurna i julienne-remsor; 1 röd eller gul paprika, kärnad och mycket tunt skivad; 4 salladslökar, tunt skivade; 1 till 2 serrano chili, kärnade och hackade (sedricks); 2 matskedar hackad koriander; och 2 msk hackad mynta. För dressing, kombinera i en matberedare eller mixer 3 msk färsk limejuice, 1 msk riven färsk ingefära, 1 hackad vitlöksklyfta och ⅛ tsk pulver med fem kryddor. Täck och bearbeta tills den är slät. Med processorn igång, tillsätt gradvis ½ kopp valnötsolja och bearbeta tills den är slät. Tillsätt 1 salladslök, tunt skivad, till dressingen. Ringla över slaw och rör om för att täcka.

PANN-STEKT TRI-TIP BIFFAR MED BLOMKÅL PEPERONATA

FÖRBEREDELSER: 25 minuter tillagning: 25 minuter gör: 2 portioner

PEPERONATA ÄR TRADITIONELLT EN LÅNGSAMT ROSTAD RAGUAV PAPRIKA MED LÖK, VITLÖK OCH ÖRTER. DEN HÄR SNABBA SAUTERADE VERSIONEN – GJORD VARMARE MED BLOMKÅL – FUNGERAR SOM BÅDE LÄCKERHET OCH TILLBEHÖR.

2 4- till 6-ounce tri-tip biffar, skär ¾ till 1 tum tjocka
¾ tesked svartpeppar
2 matskedar extra virgin olivolja
2 röda och/eller gula paprika, kärnade och skivade
1 schalottenlök, tunt skivad
1 tsk medelhavskrydda (se recept)
2 dl små blomkålsbuketter
2 msk balsamvinäger
2 tsk klippt färsk timjan

1. Klappa biffarna torra med hushållspapper. Strö biffar med ¼ tesked av svartpeppar. Värm 1 matsked olja i en stor stekpanna på medelhög värme. Lägg biffar till stekpanna; minska värmen till medium. Tillaga biffar i 6 till 9 minuter för medium rare (145°F), vänd då och då. (Om köttet bryner för snabbt, minska värmen.) Ta bort biffarna från stekpannan; täck löst med folie för att hålla värmen.

2. Till peperonatan, tillsätt den återstående 1 msk olja i stekpannan. Tillsätt paprikan och schalottenlöken. Strö över medelhavskrydda. Koka på medelvärme i cirka 5 minuter eller tills paprikan mjuknat, rör om då och då. Tillsätt blomkål, balsamvinäger, timjan och den

återstående ½ tsk svartpeppar. Täck över och koka i 10 till 15 minuter eller tills blomkålen är mjuk, rör om då och då. Lägg tillbaka biffarna i stekpannan. Skeda peperonatablandningen över biffarna. Servera omedelbart.

FLAT-IRON STEAKS AU POIVRE MED SVAMP-DIJONSÅS

FÖRBEREDELSER: 15 minuter tillagning: 20 minuter gör: 4 portioner

DENNA FRANSKINSPIRERADE BIFF MED SVAMPSÅSKAN VARA PÅ BORDET PÅ DRYGT 30 MINUTER – VILKET GÖR DEN TILL ETT UTMÄRKT VAL FÖR EN SNABB VARDAGSMAT.

BIFFAR

3 matskedar extra virgin olivolja
1 pund små sparrisspjut, putsade
4 6-ounce biffar av plattjärn (benfritt nötkött skulderblad)*
2 matskedar klippt färsk rosmarin
1½ tsk knäckt svartpeppar

SÅS

8 uns skivad färsk svamp
2 vitlöksklyftor, hackade
½ kopp nötköttsbuljong (se recept)
¼ kopp torrt vitt vin
1 matsked Dijon-stil senap (se recept)

1. Värm 1 matsked av oljan på medelhög värme i en stor stekpanna. Lägg till sparris; koka i 8 till 10 minuter eller tills de är knapriga, vänd spjut då och då så att de inte bränns. Överför sparris till en tallrik; täck med folie för att hålla värmen.

2. Strö biffar med rosmarin och peppar; gnugga in med fingrarna. Värm de återstående 2 msk olja i samma stekpanna på medelhög värme. Lägg till biffar; minska värmen till medium. Koka i 8 till 12 minuter för medium rare (145°F), vänd köttet då och då. (Om köttet bryner för

snabbt, sänk värmen.) Ta bort köttet från stekpannan, spara dropp. Täck biffarna löst med folie för att hålla dem varma.

3. För sås, tillsätt svamp och vitlök till droppar i stekpanna; koka tills de är mjuka, rör om då och då. Tillsätt buljong, vin och senap i Dijon-stil. Koka på medelvärme, skrapa upp de brynta bitarna i botten av stekpannan. Koka upp; koka i 1 minut till.

4. Dela sparrisen mellan fyra mattallrikar. Toppa med biffar; skeda sås över biffarna.

*Obs: Om du inte kan hitta 6-ounce plattjärnsbiffar, köp två 8- till 12-ounce-biffar och skär dem på mitten för att göra fyra biffar.

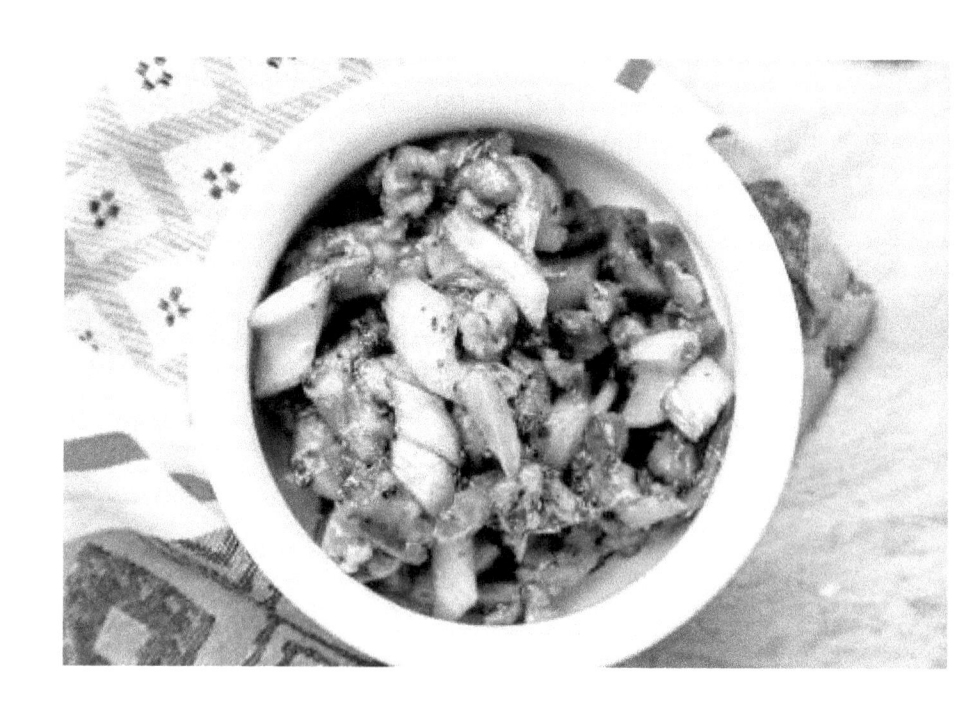

GRILLADE PLATTJÄRNSBIFFAR MED CHIPOTLE-KARAMELLISERAD LÖK OCH SALSALSALLAD

FÖRBEREDELSER:30 minuter marinera: 2 timmar bakning: 20 minuter sval: 20 minuter grill: 45 minuter gör: 4 portioner

PLATTJÄRNSBIFF ÄR EN RELATIVT NYCUT UTVECKLADES FÖR BARA NÅGRA ÅR SEDAN. UTSKUREN FRÅN DEN SMAKRIKA CHUCKDELEN NÄRA SKULDERBLADET ÄR DEN FÖRVÅNANSVÄRT MÖR OCH SMAKAR MYCKET DYRARE ÄN DEN ÄR - VILKET SANNOLIKT FÖRKLARAR DESS SNABBA ÖKNING I POPULARITET.

BIFFAR
- ⅓ kopp färsk limejuice
- ¼ kopp extra virgin olivolja
- ¼ kopp grovt hackad koriander
- 5 vitlöksklyftor, hackade
- 4 6-ounce plattjärn (benfritt nötkött skulderblad) biffar

SALSA SALLAD
- 1 kärnfri (engelsk) gurka (skalad om så önskas), tärnad
- 1 kopp kvarterade druvtomater
- ½ kopp tärnad rödlök
- ½ kopp grovt hackad koriander
- 1 poblano chili, kärnad och tärnad (se dricks)
- 1 jalapeño, kärnad och finhackad (se dricks)
- 3 matskedar färsk limejuice
- 2 matskedar extra virgin olivolja

KARAMELLISERAD LÖK
- 2 matskedar extra virgin olivolja

2 stora söta lökar (som Maui, Vidalia, Texas Sweet eller Walla Walla)

½ tsk malen chipotle chilipeppar

1. För biffar, lägg biffarna i en återförslutningsbar plastpåse i ett grunt fat; avsätta. I en liten skål kombinera limejuice, olja, koriander och vitlök; häll över biffar i påse. Förseglingspåse; vända sig till pälsen. Marinera i kylen i 2 timmar.

2. För sallad, kombinera gurka, tomater, lök, koriander, poblano och jalapeño i en stor skål. Kasta för att kombinera. Till dressing, vispa ihop limejuice och olivolja i en liten skål. Ringla dressing över grönsaker; kasta till beläggning. Täck över och kyl till servering.

3. För lök, förvärm ugnen till 400°F. Pensla insidan av en holländsk ugn med lite av olivoljan; avsätta. Skär löken på mitten på längden, ta bort skalet och skiva sedan ¼ tum tjockt. I den holländska ugnen kombinera den återstående olivoljan, löken och chipotle chilipeppar. Täck över och grädda i 20 minuter. Avtäck och låt svalna i cirka 20 minuter.

4. Lägg över kyld lök i en foliegrillpåse eller slå in lök i dubbel tjock folie. Punktera toppen av folien på flera ställen med ett spett.

5. För en kolgrill, arrangera medelvarma kol runt omkretsen av grillen. Testa för medelhög värme ovanför mitten av grillen. Placera paketet i mitten av grillgallret. Täck och grilla ca 45 minuter eller tills löken är mjuk och bärnstensfärgad. (För en gasolgrill, förvärm grillen. Sänk värmen till medium. Justera för indirekt tillagning. Placera

paketet över brännaren som är avstängd. Täck och grilla enligt anvisningarna.)

6. Ta bort biffar från marinaden; kassera marinaden. För en kol- eller gasgrill, placera biffar på grillgallret direkt på medelhög värme. Täck över och grilla i 8 till 10 minuter eller tills en omedelbar termometer som är insatt horisontellt i biffarna visar 135 ° F, vrid en gång. Lägg över biffarna på ett fat, täck löst med folie och låt stå i 10 minuter.

7. För att servera, dela salsasallad mellan fyra serveringsfat. Lägg en biff på varje tallrik och toppa med en hög karamelliserad lök. Servera omedelbart.

Gör-förväg-anvisningar: Salsasallad kan göras och kylas upp till 4 timmar före servering.

GRILLADE RIBEYES MED ÖRTLÖK OCH VITLÖK "SMÖR"

FÖRBEREDELSER: 10 minuter tillagning: 12 minuter kyla: 30 minuter grill: 11 minuter
gör: 4 portioner

VÄRMEN FRÅN BIFFAR PRECIS UTANFÖR GRILLEN SMÄLTERHÖGARNA AV KARAMELLISERAD LÖK, VITLÖK OCH ÖRTER SUSPENDERADE I EN SMAKRIK BLANDNING AV KOKOSOLJA OCH OLIVOLJA.

2 matskedar oraffinerad kokosolja

1 liten lök, halverad och skuren i mycket tunna skivor (ca ¾ kopp)

1 vitlöksklyfta, mycket tunt skivad

2 matskedar extra virgin olivolja

1 msk klippt färsk persilja

2 teskedar klippt färsk timjan, rosmarin och/eller oregano

4 8- till 10-ounce biff ribeye biffar, skär 1 tum tjocka

½ tsk nymalen svartpeppar

1. Smält kokosolja på låg värme i en medelstor stekpanna. Tillsätt lök; koka i 10 till 15 minuter eller tills de fått lite färg, rör om då och då. Tillsätt vitlök; koka i 2 till 3 minuter till eller tills löken är gyllenbrun, rör om då och då.

2. Överför lökblandningen till en liten skål. Rör ner olivolja, persilja och timjan. Kyl, utan lock, i 30 minuter eller tills blandningen är tillräckligt fast för att samlas när den hälls upp, rör om då och då.

3. Strö under tiden biffar med peppar. För en kol- eller gasgrill, placera biffar på grillgallret direkt på medelvärme. Täck över och grilla i 11 till 15 minuter för medium rare

(145°F) eller 14 till 18 minuter för medium (160°F), vänd en gång halvvägs genom grillningen.

4. För att servera, lägg varje biff på ett serveringsfat. Skopa genast lökblandningen jämnt på biffarna.

RIBEYE SALLAD MED GRILLADE RÖDBETOR

FÖRBEREDELSER: 20 minuter grill: 55 minuter stå: 5 minuter gör: 4 portioner

DEN JORDNÄRA SMAKEN AV RÖDBETOR PASSAR VACKERT MED APELSINERNAS SÖTMA – OCH DE ROSTADE PEKANNÖTTERNA GER LITE CRUNCH TILL DENNA HUVUDRÄTTSSALLAD SOM ÄR PERFEKT ATT ÄTA UTOMHUS EN VARM SOMMARNATT.

1 pund medelstora gyllene och/eller rödbetor, skurade, putsade och skurna i klyftor

1 liten lök, skuren i tunna klyftor

2 kvistar färsk timjan

1 msk extra virgin olivolja

Knäckt svartpeppar

2 8-ounce benfria biffar av ribeye, skär ¾ tum tjocka

2 vitlöksklyftor, halverade

2 msk medelhavskrydda (se recept)

6 koppar blandade gröna

2 apelsiner, skalade, delade och grovt hackade

½ kopp hackade pekannötter, rostade (se dricks)

½ kopp Bright Citrus Vinaigrette (se recept)

1. Lägg rödbetor, lök och timjankvistar i en foliepanna. Ringla över olja och blanda ihop; strö lätt över sprucken svartpeppar. För en kol- eller gasgrill, placera pannan i mitten av grillgallret. Täck över och grilla 55 till 60 minuter eller tills de är mjuka när de sticks igenom med en kniv, rör om då och då.

2. Gnid under tiden båda sidorna av biffarna med skurna sidor av vitlök; strö över medelhavskrydda.

3. Flytta rödbetor från mitten av grillen för att göra plats för biffar. Lägg till biffar för att grilla direkt på medelvärme. Täck över och grilla i 11 till 15 minuter för medium rare (145°F) eller 14 till 18 minuter för medium (160°F), vänd en gång halvvägs genom grillningen. Ta bort foliepannan och biffarna från grillen. Låt biffarna stå i 5 minuter. Kassera timjankvistar från foliepannan.

4. Skiva biff tunt diagonalt i lagom stora bitar. Dela det gröna mellan fyra serveringsfat. Toppa med skivad biff, rödbetor, lökklyftor, hackade apelsiner och pekannötter. Ringla över Bright Citrus Vinaigrette.

KORTA REVBEN I KOREANSK STIL MED SAUTERAD INGEFÄRAKÅL

FÖRBEREDELSER: 50 minuter tillagning: 25 minuter bakning: 10 timmar kyla: över natten gör: 4 portioner

SE TILL ATT LOCKET TILL DIN HOLLÄNDSKA UGN SITTER VÄLDIGT TÄTT SÅ ATT UNDER DEN MYCKET LÅNGA BRÄSERINGSTIDEN FÖRÅNGAS INTE KOKVÄTSKAN GENOM ETT GAP MELLAN LOCKET OCH GRYTAN.

1 uns torkad shiitakesvamp
1½ dl skivad salladslök
1 asiatiskt päron, skalat, urkärnat och hackat
1 3-tums bit färsk ingefära, skalad och hackad
1 serrano chilipeppar, finhackad (fröad om så önskas) (se dricks)
5 vitlöksklyftor
1 msk raffinerad kokosolja
5 pund nötkött med ben
Nymalen svartpeppar
4 koppar nötköttsbuljong (se recept) eller nötbuljong utan salttillsats
2 dl skivad färsk shiitakesvamp
1 msk fint strimlat apelsinskal
⅓ kopp färsk juice
Sauterad ingefärskål (se recept, Nedan)
Finrivet apelsinskal (valfritt)

1. Värm ugnen till 325°F. Placera torkade shiitakesvampar i en liten skål; tillsätt tillräckligt med kokande vatten för att täcka. Låt stå ca 30 minuter eller tills den är återfuktad och mjuk. Dränera, spara blötläggningsvätskan. Finhacka svampen. Placera svamp i en liten skål; täck över och kyl tills det behövs i steg 4. Ställ svamp och vätska åt sidan.

2. För sås, kombinera salladslök, asiatiskt päron, ingefära, serrano, vitlök och den reserverade svampen i en matberedare. Täck och bearbeta tills den är slät. Ställ såsen åt sidan.

3. Värm kokosoljan på medelhög värme i en 6-quart holländsk ugn. Strö revbensspjäll med nymalen svartpeppar. Koka revbenen, i omgångar, i varm kokosolja i cirka 10 minuter eller tills de fått fin färg på alla sidor, vänd halvvägs genom tillagningen. Lägg tillbaka alla revbenen i grytan; tillsätt sås och Beef Bone-buljong. Täck den holländska ugnen med ett tättslutande lock. Grädda cirka 10 timmar eller tills köttet är väldigt mört och faller av benen.

4. Ta försiktigt bort revbenen från såsen. Lägg revben och sås i separata behållare. Täck över och kyl över natten. När den är kall, ta bort fett från ytan på såsen och kassera. Koka upp såsen på hög värme; tillsätt hydratiserade svampar från steg 1 och de färska svamparna. Koka försiktigt i 10 minuter för att minska såsen och intensifiera smakerna. Lägg tillbaka revbenen till såsen; låt sjuda tills den är genomvärmd. Rör ner 1 msk apelsinskal och apelsinjuicen. Servera med sauterad ingefärskål. Om så önskas, strö över ytterligare apelsinskal.

Sauterad ingefärskål: Värm 1 matsked raffinerad kokosolja i en stor stekpanna över medelhög värme. Tillsätt 2 matskedar malet färsk ingefära; 2 vitlöksklyftor, hackade; och krossad röd paprika efter smak. Koka och rör om tills det doftar, cirka 30 sekunder. Tillsätt 6 koppar strimlad napa, savoy eller grönkål och 1 asiatiskt päron, skalat, urkärnat och tunt skivat. Koka och rör om i 3 minuter eller tills kålen vissnar något och päronet mjuknar. Rör ner ½ kopp osötad äppeljuice. Täck över och koka ca 2 minuter tills kålen är mjuk. Rör ner ½ dl skivad salladslök och 1 msk sesamfrön.

BEEF SHORT RIBS MED CITRUS-FÄNKÅL GREMOLATA

FÖRBEREDELSER: 40 minuter grill: 8 minuter långsam tillagning: 9 timmar (låg) eller 4½ timme (hög) gör: 4 portioner

GREMOLATA ÄR EN SMAKRIK BLANDNINGPERSILJA, VITLÖK OCH CITRONSKAL SOM STRÖS PÅ OSSO BUCCO – DEN KLASSISKA ITALIENSKA RÄTTEN MED BRÄSERADE KALVLÄGG – FÖR ATT LYSA UPP DESS RIKA, SMAKRIKA SMAK. MED TILLÄGG AV APELSINSKAL OCH FÄRSKA FJÄDERLÄTTA FÄNKÅLSBLAD, GÖR DET SAMMA SAK FÖR DESSA MJUKA NÖTKÖTTSSPJÄLL.

REVBEN
- 2½ till 3 pund korta revben med ben
- 3 matskedar citron-örtkrydda (se recept)
- 1 medelstor fänkålslök
- 1 stor lök, skuren i stora klyftor
- 2 koppar nötköttsbuljong (se recept) eller nötbuljong utan salttillsats
- 2 vitlöksklyftor, halverade

PANNROSTAD SQUASH
- 3 matskedar extra virgin olivolja
- 1 pund butternut squash, skalad, kärnad och skuren i ½-tums bitar (ca 2 koppar)
- 4 tsk klippt färsk timjan
- Extra virgin olivolja

GREMOLATA
- ¼ kopp klippt färsk persilja
- 2 msk finhackad vitlök
- 1½ tsk fint strimlat citronskal
- 1½ tsk fint strimlat apelsinskal

1. Strö korta revben med citron-örtkrydda; gnid lätt in i kött med fingrarna; avsätta. Ta bort blad från fänkål; avsatt för Citrus-fänkål Gremolata. Trim och kvarts fänkålslampa.

2. För en kolgrill, arrangera medelvarma kol på ena sidan av grillen. Testa för medelhög värme ovanför sidan av grillen utan kol. Placera korta revben på grillgallret på sidan utan kol; lägg fänkålskvartar och lökklyftor på gallret direkt över kolen. Täck över och grilla i 8 till 10 minuter eller tills grönsakerna och revbenen precis fått färg, vänd en gång halvvägs genom grillningen. (För en gasolgrill, förvärm grillen, sänk värmen till medel. Justera för indirekt tillagning. Lägg revbenen på grillgallret över brännaren som är avstängd; lägg fänkål och lök på galler över brännaren som är påslagen. Täck och grilla enligt anvisningarna.) När den är tillräckligt kall för att hantera, hacka fänkålen och löken grovt.

3. Kombinera hackad fänkål och lök, nötköttsbuljong och vitlök i en 5- till 6-liters långkokare. Lägg till revben. Täck över och koka på låg värme i 9 till 10 timmar eller 4½ till 5 timmar på hög värme. Använd en hålslev och överför revbenen till ett fat; täck med folie för att hålla värmen.

4. Under tiden, för squashen, värm 3 msk olja i en stor stekpanna på medelhög värme. Tillsätt squash och 3 tsk timjan, rör om för att täcka squashen. Lägg squashen i ett enda lager i stekpanna och koka utan att röra om i cirka 3 minuter eller tills den fått färg på undersidorna. Vänd på squashbitarna; koka ca 3 minuter mer eller tills andra sidan är brynt. Sänk värmen till låg; täck och koka i 10 till

15 minuter eller tills de är mjuka. Strö över återstående 1 tsk färsk timjan; ringla över extra jungfruolja.

5. För gremolata, finhacka tillräckligt med reserverade fänkålsblad för att göra ¼ kopp. I en liten skål rör ihop hackade fänkålsblad, persilja, vitlök, citronskal och apelsinskal.

6. Strö gremolata över revbenen. Servera med squash.

BIFFBIFFAR I SVENSK STIL MED SENAP-DILLGURKSALLAD

FÖRBEREDELSER: 30 minuter tillagning: 15 minuter gör: 4 portioner

BEEF À LA LINDSTRÖM ÄR EN SVENSK HAMBURGARESOM TRADITIONELLT ÄR ÖVERSÅLLAD MED LÖK, KAPRIS OCH INLAGDA RÖDBETOR SERVERAS MED SÅS OCH UTAN BULLE. DENNA KRYDDPEPPAR-INFUNDERADE VERSION ERSÄTTER ROSTADE RÖDBETOR MED SALTLADDADE INLAGDA RÖDBETOR OCH KAPRIS OCH TOPPAS MED ETT STEKT ÄGG.

GURKSALLAD
- 2 tsk färsk apelsinjuice
- 2 tsk vitvinsvinäger
- 1 tsk Dijon-Senap (se recept)
- 1 msk extra virgin olivolja
- 1 stor kärnfri (engelsk)gurka, skalad och skivad
- 2 msk skivad salladslök
- 1 msk hackad färsk dill

BIFFBIFFAR
- 1 pund nötfärs
- ¼ kopp finhackad lök
- 1 matsked Dijon-stil senap (se recept)
- ¾ tesked svartpeppar
- ½ tsk mald kryddpeppar
- ½ av en liten beta, rostad, skalad och fint tärnad*
- 2 matskedar extra virgin olivolja
- ½ kopp nötköttsbuljong (se recept) eller nötbuljong utan salttillsats
- 4 stora ägg
- 1 msk finhackad gräslök

1. För gurksallad, i en stor skål vispa samman apelsinjuice, vinäger och Dijon-Senap. Tillsätt långsamt olivolja i en tunn stråle, vispa tills dressingen tjocknar något. Tillsätt gurka, salladslök och dill; blanda tills det blandas. Täck över och kyl till servering.

2. För nötbiffar, kombinera köttfärs, lök, senap i Dijonstil, peppar och kryddpeppar i en stor skål. Tillsätt rostade rödbetor och blanda försiktigt tills de är jämnt införlivade i köttet. Forma blandningen till fyra ½ tum tjocka biffar.

3. Värm 1 msk olivolja på medelhög värme i en stor stekpanna. Stek biffarna ca 8 minuter eller tills de fått färg på utsidan och genomstekt (160°), vänd en gång. Lägg över biffarna på en tallrik och täck löst med folie för att hålla dem varma. Tillsätt nötköttsbuljong, rör om för att skrapa upp brynta bitar från botten av stekpannan. Koka ca 4 minuter eller tills den reducerats till hälften. Ringla över biffarna med reducerad pannsaft och täck igen löst.

4. Skölj och torka av stekpannan med en pappershandduk. Värm den återstående 1 msk olivolja på medelvärme. Stek ägg i het olja i 3 till 4 minuter eller tills vitorna är kokta men äggulorna förblir mjuka och rinnande.

5. Lägg ett ägg på varje biffbiff. Strö över gräslök och servera med gurksallad.

*Tips: För att rosta betor, skrubba väl och lägg på en bit aluminiumfolie. Ringla över lite olivolja. Slå in i folie och förslut tätt. Rosta i en 375°F ugn ca 30 minuter eller tills en gaffel lätt tränger igenom betor. Låt svalna; ta bort huden. (Betor kan rostas upp till 3 dagar framåt. Slå in skalade rostade rödbetor tätt och förvara i kylen.)

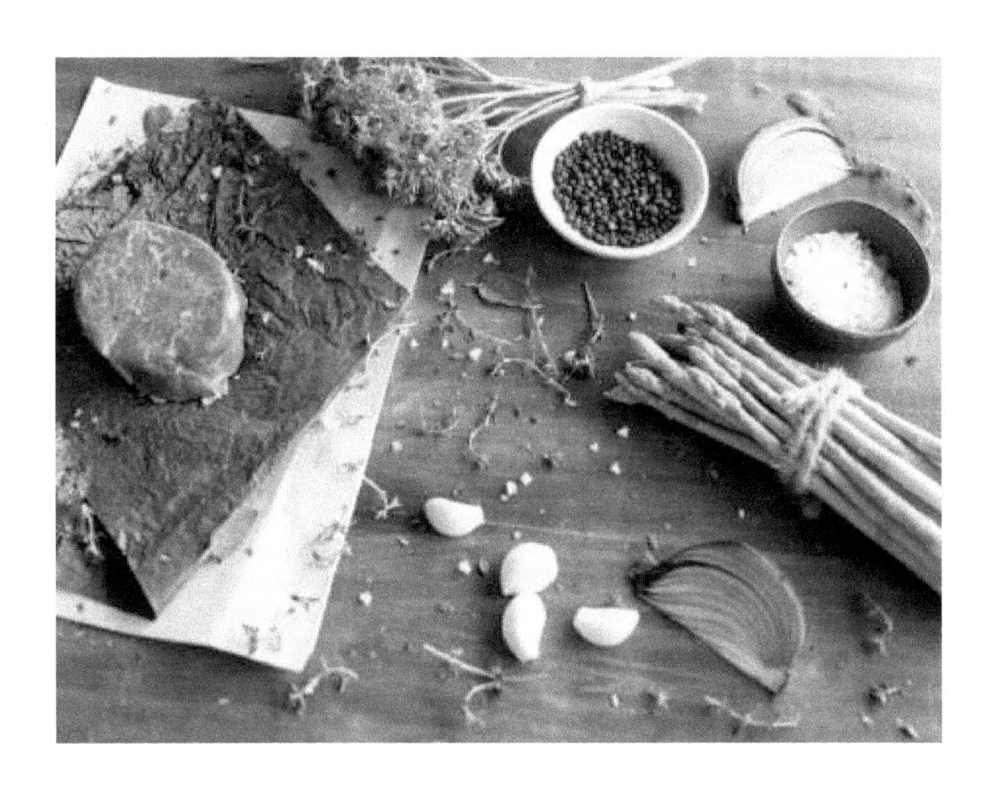

KVÄVDA BIFFBURGARE PÅ RUCCOLA MED ROSTADE ROTFRUKTER

FÖRBEREDELSER: 40 minuter tillagning: 35 minuter stekning: 20 minuter gör: 4 portioner

DET FINNS MÅNGA ELEMENT TILL DESSA REJÄLA HAMBURGARE – OCH DE TAR LITE TID ATT SÄTTA IHOP – MEN DEN OTROLIGA KOMBINATIONEN AV SMAKER GÖR DET VÄL VÄRT ANSTRÄNGNINGEN: EN KÖTTIG HAMBURGARE TOPPAS MED KARAMELLISERAD LÖK- OCH SVAMPSÅS OCH SERVERAS MED SÖTA ROSTADE GRÖNSAKER OCH PEPPRIG RUCCOLA.

5 matskedar extra virgin olivolja

2 koppar skivad färsk knapp, cremini och/eller shiitakesvamp

3 gula lökar, tunt skivade*

2 tsk kumminfrön

3 morötter, skalade och skurna i 1-tums bitar

2 palsternacka, skalade och skurna i 1-tums bitar

1 ekollon squash, halverad, kärna ur och skär i klyftor

Nymalen svartpeppar

2 pund köttfärs

½ kopp finhackad lök

1 msk saltfri allsidig kryddblandning

2 koppar nötköttsbuljong (se recept) eller nötbuljong utan salttillsats

¼ kopp osötad äppeljuice

1 till 2 matskedar torr sherry eller vitvinsvinäger

1 matsked Dijon-stil senap (se recept)

1 msk klippta färska timjanblad

1 msk klippta färska bladpersilja

8 dl ruccolablad

1. Värm ugnen till 425°F. För sås, värm 1 matsked oljan i en stor stekpanna över medelhög värme. Lägg till svamp;

koka och rör om i cirka 8 minuter eller tills de fått fin färg och är mjuka. Använd en hålslev och överför svampen till en tallrik. Återgå stekpannan till brännaren; minska värmen till medium. Tillsätt den återstående 1 msk olivolja, skivad lök och kumminfröna. Täck över och koka i 20 till 25 minuter eller tills löken är mycket mjuk och rikligt brun, rör om då och då. (Justera värmen efter behov för att förhindra att löken bränns.)

2. Under tiden, för rostade rotfrukter, arrangera morötter, palsternacka och squash på en stor bakplåt. Ringla över 2 matskedar olivolja och strö över peppar efter smak; kasta för att täcka grönsaker. Rosta i 20 till 25 minuter eller tills de är mjuka och börjar få färg, vänd en gång halvvägs genom stekningen. Håll grönsakerna varma tills de ska serveras.

3. För hamburgare, kombinera nötfärs, finhackad lök och kryddblandning i en stor skål. Dela köttblandningen i fyra lika stora delar och forma till biffar, cirka ¾ tum tjocka. Värm den återstående 1 msk olivolja i en extra stor stekpanna på medelhög värme. Lägg hamburgare till stekpanna; koka ca 8 minuter eller tills de är genomstekta på båda sidor, vänd en gång. Överför hamburgare till en tallrik.

4. Tillsätt karamelliserad lök, reserverad svamp, nötköttsbuljong, äppeljuice, sherry och senap i Dijon-stil i stekpannan, rör om för att kombinera. Lägg tillbaka hamburgarna i stekpanna. Låt sjuda. Koka tills hamburgarna är klara (160°F), cirka 7 till 8 minuter. Rör ner färsk timjan, persilja och peppar efter smak.

5. För att servera, arrangera 2 koppar ruccola på var och en av fyra serveringsfat. Fördela de rostade grönsakerna bland salladerna och toppa sedan med hamburgare. Skeda rikligt med lökblandningen på hamburgarna.

*Tips: En mandolinskärare är till stor hjälp vid tunt skivning av lök.

GRILLADE NÖTKÖTTSBURGARE MED SESAM-CRUSTED TOMATER

FÖRBEREDELSER: 30 minuter stå: 20 minuter grill: 10 minuter gör: 4 portioner

SPRÖDA, GYLLENBRUNA TOMATSKIVOR MED SESAMSKORPASTÅ FÖR DEN TRADITIONELLA SESAMFRÖBULLEN I DESSA RÖKIGA HAMBURGARE. SERVERA DEM MED KNIV OCH GAFFEL.

4 ½ tum tjocka röda eller gröna tomatskivor*
1¼ pund magert nötfärs
1 msk rökkrydda (se recept)
1 stort ägg
¾ kopp mandelmjöl
¼ kopp sesamfrön
¼ tesked svartpeppar
1 liten rödlök, halverad och skivad
1 msk extra virgin olivolja
¼ kopp raffinerad kokosolja
1 litet huvud Bibb-sallat
Paleo Ketchup (se recept)
Senap i Dijon-stil (se recept)

1. Lägg tomatskivor på ett dubbelt lager hushållspapper. Toppa tomaterna med ytterligare ett dubbelt lager hushållspapper. Tryck ner lätt på hushållspapper så att de fastnar på tomaterna. Låt stå i rumstemperatur i 20 till 30 minuter så att en del av tomatjuicen absorberas.

2. Under tiden, kombinera köttfärs och rökkrydda i en stor skål. Forma till fyra ½ tum tjocka biffar.

3. Vispa ägget lätt med en gaffel i en grund skål. I en annan grund skål kombinera mandelmjöl, sesamfrön och peppar.

Doppa varje tomatskiva i ägget och vänd på pälsen. Låt överflödigt ägg droppa av. Doppa varje tomatskiva i mandelmjölsblandningen, vänd till pälsen. Placera belagda tomater på en platt tallrik; avsätta. Kasta lökskivor med olivolja; lägg lökskivor i en grillkorg.

4. För en kol- eller gasgrill, lägg lök i korg och nötbiffar på grillgaller på medelvärme. Täck över och grilla i 10 till 12 minuter eller löken är gyllenbrun och lätt förkolnad och biffarna är färdiga (160°), rör om lök då och då och vänd biffarna en gång.

5. Värm under tiden olja på medelvärme i en stor stekpanna. Lägg till tomatskivor; koka i 8 till 10 minuter eller tills de är gyllenbruna, vänd en gång. (Om tomaterna får färg för snabbt, sänk värmen till medel-låg. Tillsätt eventuellt ytterligare olja.) Låt rinna av på en plåt med hushållspapper.

6. För att servera, dela sallad mellan fyra serveringsfat. Toppa med biffar, lök, Paleo Ketchup, Dijon-stil senap och sesam-crusted tomater.

*Obs: Du behöver förmodligen 2 stora tomater. Om du använder röda tomater, välj tomater som är precis mogna men fortfarande något fasta.

HAMBURGARE PÅ EN PINNE MED BABA GHANOUSH-DOPPSÅS

BLÖTA: 15 minuter förberedelse: 20 minuter grill: 35 minuter gör: 4 portioner

BABA GHANOUSH ÄR ETT PÅLÄGG FRÅN MELLANÖSTERNGJORD AV RÖKIG GRILLAD AUBERGINEPURÉ MED OLIVOLJA, CITRON, VITLÖK OCH TAHINI, EN PASTA GJORD AV MALDA SESAMFRÖN. ETT STÄNK SESAMFRÖN ÄR BRA, MEN NÄR DE GÖRS TILL OLJA ELLER PASTA BLIR DE EN KONCENTRERAD KÄLLA TILL LINOLSYRA, VILKET KAN BIDRA TILL INFLAMMATION. PINJENÖTSSMÖRET SOM ANVÄNDS HÄR ÄR ETT BRA SUBSTITUT.

4 torkade tomater

1½ pund magert nötfärs

3 till 4 matskedar finhackad lök

1 msk finklippt färsk oregano och/eller finklippt färsk mynta eller ½ tsk torkad oregano, krossad

¼ tesked cayennepeppar

Baba Ghanoush doppsås (se recept, Nedan)

1. Blötlägg åtta 10-tums träspett i vatten i 30 minuter. Under tiden, i en liten skål häll kokande vatten över tomater; låt stå i 5 minuter för att återfukta. Låt tomaterna rinna av och torka dem med hushållspapper.

2. Kombinera hackade tomater, nötfärs, lök, oregano och cayennepeppar i en stor skål. Dela köttblandningen i åtta portioner; rulla varje portion till en boll. Ta bort spett från vattnet; klappa torrt. Trä en boll på ett spett och forma till en lång oval runt spetten, börja precis under den spetsiga spetsen och lämna tillräckligt med utrymme i andra änden

för att kunna hålla pinnen. Upprepa med resterande spett och bollar.

3. För en kol- eller gasgrill, placera nötspett på ett galler direkt på medelvärme. Täck och grilla ca 6 minuter eller tills den är klar (160°F), vänd en gång halvvägs genom grillningen. Servera med Baba Ghanoush Dipping Sauce.

Baba Ghanoush Dipping Sauce: Peta 2 medelstora auberginer på flera ställen med en gaffel. För en kol- eller gasgrill, placera aubergine på ett galler direkt på medelvärme. Täck över och grilla i 10 minuter eller tills de är förkolnade på alla sidor, vänd flera gånger under grillningen. Ta bort aubergine och slå försiktigt in i folie. Lägg tillbaka inslagna auberginer på grillgallret men inte direkt över kolen. Täck över och grilla i 25 till 35 minuter till eller tills den sjunkit ihop och mycket mör. Häftigt. Halvera aubergine och skrapa ur köttet; lägg köttet i en matberedare. Tillsätt ¼ kopp pinjenötssmör (se recept); ¼ kopp färsk citronsaft; 2 vitlöksklyftor, hackade; 1 matsked extra virgin olivolja; 2 till 3 matskedar klippt färsk persilja; och ½ tesked mald spiskummin. Täck och bearbeta bara tills det nästan är slätt. Om såsen är för tjock för att doppas, rör i tillräckligt med vatten för att få önskad konsistens.

RÖKIG FYLLD PAPRIKA

FÖRBEREDELSER: 20 minuter tillagning: 8 minuter gräddning: 30 minuter gör: 4 portioner

GÖR DEN HÄR FAMILJENS FAVORITMED EN BLANDNING AV FÄRGAD PAPRIKA FÖR EN IÖGONFALLANDE RÄTT. DE ELDROSTADE TOMATERNA ÄR ETT FINT EXEMPEL PÅ HUR MAN TILLFÖR GOD SMAK TILL MAT PÅ ETT HÄLSOSAMT SÄTT. DEN ENKLA HANDLINGEN ATT FÖRKOLNA TOMATERNA NÅGOT INNAN DE KONSERVERAS (UTAN SALT) FÖRSTÄRKER DERAS SMAK.

4 stora gröna, röda, gula och/eller orange paprika

1 pund nötfärs

1 msk rökkrydda (se recept)

1 msk extra virgin olivolja

1 liten gul lök, hackad

3 vitlöksklyftor, hackade

1 litet blomkålshuvud, kärna ur och delad i buketter

1 15-ounce burk utan salttillsatt tärnad eldrostade tomater, avrunna

¼ kopp finhackad färsk persilja

½ tsk svartpeppar

⅛ tesked cayennepeppar

½ kopp valnötssmulstopping (se recept, Nedan)

1. Värm ugnen till 375°F. Skär paprika på mitten vertikalt. Ta bort stjälkar, frön och membran; kassera. Ställ pepparhalvorna åt sidan.

2. Placera köttfärs i en medelstor skål; strö över rökkrydda. Använd händerna för att försiktigt blanda kryddor i kött.

3. Värm olivolja på medelvärme i en stor stekpanna. Tillsätt kött, lök och vitlök; koka tills köttet är brynt och löken är

mör, rör om med en träslev för att bryta upp köttet. Ta bort stekpannan från värmen.

4. Bearbeta blomkålsbuketter i en matberedare tills de är mycket fint hackade. (Om du inte har en matberedare, riv blomkålen på ett rivjärn.) Mät upp 3 dl av blomkålen. Lägg till köttfärsblandningen i stekpanna. (Om det finns kvar någon blomkål, spara den för annan användning.) Rör ner avrunna tomater, persilja, svartpeppar och cayennepeppar.

5. Fyll paprikahalvorna med nötfärsblandning, packa den lätt och fortsätt lite. Lägg fyllda paprikahalvor i en ugnsform. Grädda i 30 till 35 minuter eller tills paprikan är knaprig.* Toppa med valnötssmulstopping. Om så önskas kan du återgå till ugnen i 5 minuter för att få en knaprig toppning innan servering.

Valnötssmuletopping: Värm 1 matsked extra virgin olivolja i en medelstor stekpanna på medelhög värme. Rör ner 1 tsk torkad timjan, 1 tsk rökt paprika och ¼ tsk vitlökspulver. Tillsätt 1 kopp mycket finhackade valnötter. Koka och rör om cirka 5 minuter eller tills valnötterna är gyllenbruna och lätt rostade. Rör ner en skvätt eller två cayennepeppar. Låt svalna helt. Förvara överbliven topping i en tättsluten behållare i kylen tills den ska användas. Ger 1 kopp.

*Obs: Om du använder grön paprika, grädda i ytterligare 10 minuter.

BISONBURGARE MED CABERNETLÖK OCH RUCCOLA

FÖRBEREDELSER: 30 minuter tillagning: 18 minuter grill: 10 minuter gör: 4 portioner

BISON HAR EN MYCKET LÅG FETTHALT OCH KOMMER ATT TILLAGA 30 % TILL 50 % SNABBARE ÄN NÖTKÖTT. KÖTTET BEHÅLLER SIN RÖDA FÄRG EFTER TILLAGNING, SÅ FÄRG ÄR INTE EN INDIKATOR PÅ FÄRDIGHET. EFTERSOM BISON ÄR SÅ MAGERT, KOKA DEN INTE ÖVER EN INNERTEMPERATUR PÅ 155°F.

2 matskedar extra virgin olivolja

2 stora söta lökar, tunt skivade

¾ kopp Cabernet Sauvignon eller annat torrt rött vin

1 tsk medelhavskrydda (se recept)

¼ kopp extra virgin olivolja

¼ kopp balsamvinäger

1 msk finhackad schalottenlök

1 msk klippt färsk basilika

1 liten vitlöksklyfta, finhackad

1 pund mald bison

¼ kopp basilikapesto (se recept)

5 koppar ruccola

Rå osaltade pistagenötter, rostade (se dricks)

1. Värm 2 msk olja i en stor stekpanna på medelhög värme. Tillsätt lök. Koka, täckt, i 10 till 15 minuter eller tills löken är mjuk, rör om då och då. Avslöja; koka och rör om på medelhög värme i 3 till 5 minuter eller tills löken är gyllene. Tillsätt vin; koka ca 5 minuter eller tills det mesta av vinet har avdunstat. Strö över medelhavskrydda; hålla varm.

2. Under tiden, för vinägrett, kombinera ¼ kopp olivolja, vinäger, schalottenlök, basilika och vitlök i en burk med skruvlock. Täck och skaka väl.

3. Blanda lätt mald bison och basilikapesto i en stor skål. Forma köttblandningen lätt till fyra ¾-tums tjocka biffar.

4. För en kol- eller gasgrill, lägg biffar på ett lätt smord galler direkt på medelvärme. Täck över och grilla cirka 10 minuter till önskad form (145°F för medium rare eller 155°F för medium), vänd en gång halvvägs genom grillningen.

5. Lägg ruccola i en stor skål. Ringla vinägrett över ruccola; kasta till beläggning. För att servera, dela lök mellan fyra serveringsfat; toppa var och en med en bisonburgare. Toppa hamburgare med ruccola och strö över pistagenötter.

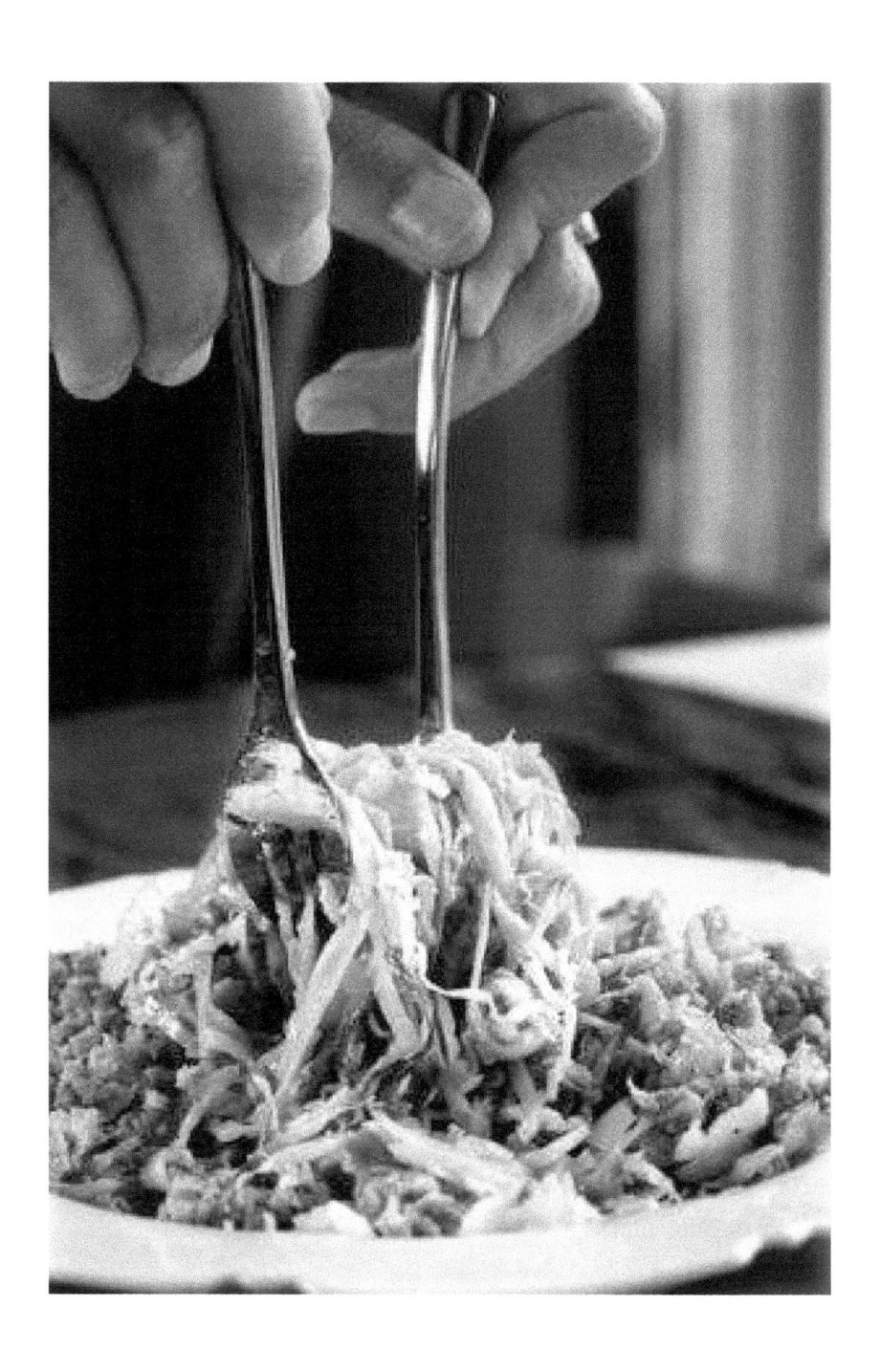

BISON- OCH LAMMKÖTTSLIMPA PÅ MANGOLD OCH SÖTPOTATIS

FÖRBEREDELSER:1 timme tillagning: 20 minuter bakning: 1 timme stå: 10 minuter gör: 4 portioner

DET HÄR ÄR GAMMALDAGS TRÖSTMATMED EN MODERN TWIST. EN PANNSÅS MED RÖDVIN GER KÖTTFÄRSLIMPAN EN SMAKHÖJNING, OCH MANGOLD OCH SÖTPOTATIS MOSAD MED CASHEWGRÄDDE OCH KOKOSOLJA ERBJUDER ETT OTROLIGT NÄRINGSINNEHÅLL.

2 matskedar olivolja

1 dl finhackad cremini-svamp

½ kopp finhackad rödlök (1 medium)

½ kopp finhackad selleri (1 stjälk)

⅓ kopp finhackad morot (1 liten)

½ av ett litet äpple, urkärnat, skalat och strimlat

2 vitlöksklyftor, hackade

½ tesked medelhavskrydda (se recept)

1 stort ägg, lätt uppvispat

1 msk klippt färsk salvia

1 msk klippt färsk timjan

8 uns mald bison

8 uns malet lamm eller nötkött

¾ kopp torrt rött vin

1 medelstor schalottenlök, finhackad

¾ kopp nötköttsbuljong (se recept) eller nötbuljong utan salttillsats

Mosad sötpotatis (se recept, Nedan)

Garlicky mangold (se recept, Nedan)

1. Värm ugnen till 350°F. Värm olja på medelvärme i en stor stekpanna. Tillsätt svamp, lök, selleri och morot; koka och

rör om cirka 5 minuter eller tills grönsakerna är mjuka. Sänk värmen till låg; tillsätt strimlat äpple och vitlök. Koka, täckt, cirka 5 minuter eller tills grönsakerna är väldigt mjuka. Avlägsna från värme; rör ner medelhavskrydda.

2. Använd en hålslev för att överföra svampblandningen till en stor skål, spara dropp i stekpanna. Rör ner ägg, salvia och timjan. Tillsätt mald bison och malet lamm; blanda lätt. Sked köttblandningen i en 2-quart rektangulär ugnsform; forma till en 7×4-tums rektangel. Grädda cirka 1 timme eller tills en omedelbar termometer registrerar 155 ° F. Låt stå i 10 minuter. Ta försiktigt ut köttfärslimpan på ett serveringsfat. Täck över och håll varmt.

3. För pannsåsen, skrapa droppar och knapriga brynta bitar från ugnsformen till reserverade droppar i stekpannan. Tillsätt vin och schalottenlök. Koka upp på medelvärme; koka tills den reducerats till hälften. Tillsätt nötköttsbuljong; koka och rör om tills det reducerats till hälften. Ta bort stekpannan från värmen.

4. För att servera, dela Mosed Sweet Potatis mellan fyra serveringsfat; toppa med lite av Garlicky Chard. Skiva köttfärslimpa; lägg skivor på Garlicky Chard och ringla över pannsåsen.

Mosad sötpotatis: Skala och grovhacka 4 medelstora sötpotatisar. Koka potatisen i en stor kastrull i tillräckligt med kokande vatten för att täcka i 15 minuter eller tills den är mjuk; dränera. Mosa med en potatisstöt. Tillsätt ½ kopp cashewkräm (se recept) och 2 matskedar oraffinerad kokosnötolja; mosa tills det är slätt. Hålla varm.

Garlicky mangold: Ta bort stjälkarna från 2 knippen mangold och kassera. Grovhacka bladen. Värm 2 matskedar olivolja på medelvärme i en stor stekpanna. Tillsätt mangold och 2 vitlöksklyftor, hackad; koka tills mangold vissnat, släng då och då med en tång.

ÄPPEL-VINBÄR-SÅS BISON KÖTTBULLAR MED ZUCCHINI PAPPARDELLE

FÖRBEREDELSER:25 minuter bakning: 15 minuter tillagning: 18 minuter gör: 4 portioner

KÖTTBULLARNA BLIR VÄLDIGT BLÖTANÄR DU FORMAR DEM. FÖR ATT UNDVIKA ATT KÖTTBLANDNINGEN FASTNAR PÅ HÄNDERNA, HA EN SKÅL MED KALLT VATTEN TILL HANDS OCH BLÖT HÄNDERNA DÅ OCH DÅ MEDAN DU ARBETAR. BYT VATTEN ETT PAR GÅNGER MEDAN DU GÖR KÖTTBULLARNA.

KÖTTBULLAR
Olivolja

½ dl grovhackad rödlök

2 vitlöksklyftor, hackade

1 ägg, lätt uppvispat

½ kopp finhackad knappsvamp och stjälkar

2 matskedar klippt färsk italiensk (plattbladig) persilja

2 tsk olivolja

1 pund mald bison (grovmald om tillgängligt)

ÄPPEL-VINBÄRSSÅS
2 matskedar olivolja

2 stora Granny Smith-äpplen, skalade, urkärnade och finhackade

2 schalottenlök, hackade

2 matskedar färsk citronsaft

½ kopp kycklingbensbuljong (se recept) eller kycklingbuljong utan salttillsats

2 till 3 matskedar torkade vinbär

ZUCCHINI PAPPARDELLE
6 zucchini

2 matskedar olivolja

¼ kopp finhackad salladslök

½ tsk krossad röd paprika

2 vitlöksklyftor, hackade

1. För köttbullar, förvärm ugnen till 375°F. Pensla lätt en kantad bakplåt med olivolja; avsätta. Kombinera lök och vitlök i en matberedare eller mixer. Pulsera tills den är slät. Överför lökblandningen till en medelstor skål. Tillsätt ägg, svamp, persilja och 2 tsk olja; rör om för att kombinera. Tillsätt mald bison; blanda lätt men väl. Dela köttblandningen i 16 portioner; forma till köttbullar. Placera köttbullar, jämnt fördelade, på den förberedda bakplåten. Grädda i 15 minuter; avsätta.

2. För sås, värm 2 matskedar olja i en stekpanna på medelvärme. Tillsätt äpplen och schalottenlök; koka och rör om i 6 till 8 minuter eller tills de är väldigt mjuka. Rör ner citronsaft. Överför blandningen till en matberedare eller mixer. Täck och bearbeta eller blanda tills det är slätt; tillbaka till stekpannan. Rör ner kycklingbensbuljong och vinbär. Koka upp; Sänk värmen. Sjud, utan lock, i 8 till 10 minuter, rör om ofta. Lägg till köttbullar; koka och rör om på låg värme tills den är genomvärmd.

3. Under tiden, för pappardelle, klipp ändarna av zucchinin. Använd en mandolin eller mycket vass grönsaksskalare, raka zucchinin i tunna band. (För att hålla banden intakta, sluta raka när du når fröna i mitten av squashen.) Värm 2 matskedar olja på medelvärme i en extra stor stekpanna. Rör ner salladslök, krossad röd paprika och vitlök; koka och rör om i 30 sekunder. Lägg till zucchiniband. Koka och rör försiktigt ca 3 minuter eller bara tills vissnat.

4. För att servera, dela pappardelle mellan fyra serveringsfat; toppa med köttbullar och äppel-vinbärssås.

BISON-PORCINI BOLOGNESE MED ROSTAD VITLÖKS SPAGHETTI SQUASH

FÖRBEREDELSER:30 minuter tillagning: 1 timme 30 minuter bakning: 35 minuter gör: 6 portioner

OM DU TRODDE ATT DU HADE ÄTITDIN SISTA RÄTT MED SPAGETTI MED KÖTTSÅS NÄR DU ANTOG THE PALEO DIET®, TÄNK OM. DENNA RIKA BOLOGNESE SMAKSATT MED VITLÖK, RÖTT VIN OCH JORDNÄRA PORCINI-SVAMPAR ÄR FYLLD ÖVER SÖTA, TANDSKÖNA TRÅDAR AV SPAGHETTI SQUASH. DU KOMMER INTE MISSA PASTAN ETT DUGG.

1 uns torkad porcini-svamp

1 dl kokande vatten

3 matskedar extra virgin olivolja

1 pund mald bison

1 kopp finhackade morötter (2)

½ kopp hackad lök (1 medium)

½ kopp finhackad selleri (1 stjälk)

4 vitlöksklyftor, hackade

3 msk saltfri tomatpuré

½ dl rött vin

2 15-ounce burkar krossade tomater utan salttillsats

1 tsk torkad oregano, krossad

1 tsk torkad timjan, krossad

½ tsk svartpeppar

1 medelstor spaghetti squash (2½ till 3 pund)

1 lök vitlök

1. I en liten skål kombinera porcini svampen och kokande vatten; låt stå i 15 minuter. Sila genom en sil fodrad med ostduk av 100 % bomull, spara blötläggningsvätskan. Hacka svampen; ställ sidan.

2. Värm 1 matsked av olivoljan på medelhög värme i en holländsk ugn på 4 till 5 liter. Tillsätt mald bison, morötter, lök, selleri och vitlök. Koka tills köttet är brynt och grönsakerna är möra, rör om med en träslev för att bryta upp köttet. Tillsätt tomatpuré; koka och rör om i 1 minut. Tillsätt rött vin; koka och rör om i 1 minut. Rör ner porcini-svamp, tomater, oregano, timjan och peppar. Tillsätt reserverad svampvätska, var försiktig så att du inte lägger till sand eller gryn som kan finnas i botten av skålen. Koka upp, rör om då och då; minska värmen till låg. Sjud under lock i 1½ till 2 timmar eller tills önskad konsistens.

3. Värm under tiden ugnen till 375°F. Halvera squash på längden; skrapa ur frön. Lägg squashhalvorna, med de skurna sidorna nedåt, i en stor ugnsform. Använd en gaffel för att sticka över skinnet. Skär av den översta ½ tum av vitlökshuvudet. Lägg vitlöken, uppskuren, i ugnsformen med squashen. Ringla över resterande 1 msk olivolja. Grädda i 35 till 45 minuter eller tills squash och vitlök är mjuka.

4. Använd en sked och gaffel, ta bort och strimla squashköttet från varje squashhalva; överför till en skål och täck för att hålla sig varm. När vitlöken är sval nog att hantera, pressa löken från botten för att sprätta ut kryddnejlika. Använd en gaffel för att mosa vitlöksklyftorna. Rör ner mosad vitlök i squashen, fördela vitlöken jämnt. För att servera, skeda sås över squashblandningen.

BISON CHILI CON CARNE

FÖRBEREDELSER: 25 minuter tillagning: 1 timme 10 minuter gör: 4 portioner

OSÖTAD CHOKLAD, KAFFE OCH KANELLÄGG INTRESSE TILL DENNA REJÄLA FAVORIT. OM DU VILL HA ÄNNU MER RÖKIG SMAK, BYT UT DEN VANLIGA PAPRIKAN MED 1 MATSKED SÖT RÖKT PAPRIKA.

3 matskedar extra virgin olivolja

1 pund mald bison

½ kopp hackad lök (1 medium)

2 vitlöksklyftor, hackade

2 14,5-ounce burkar tärnade tomater utan tillsats av salt, odränerade

1 6-ounce burk saltfri tomatpuré

1 kopp nötköttsbuljong (se recept) eller nötbuljong utan salttillsats

½ kopp starkt kaffe

2 uns 99% kakaobakstång, hackad

1 matsked paprika

1 tsk malen spiskummin

1 tsk torkad oregano

1½ tsk rökkrydda (se recept)

½ tsk mald kanel

⅓ kopp pepitas

1 tsk olivolja

½ kopp cashewkräm (se recept)

1 tsk färsk limejuice

½ kopp färska korianderblad

4 limeklyftor

1. Värm de 3 msk olivolja på medelvärme i en holländsk ugn. Tillsätt mald bison, lök och vitlök; koka cirka 5 minuter eller tills köttet är brynt, rör om med en träslev för att bryta upp köttet. Rör ner odränerade tomater, tomatpuré,

nötköttsbuljong, kaffe, bakchoklad, paprika, spiskummin, oregano, 1 tsk rökkrydda och kanel. Koka upp; Sänk värmen. Sjud under lock i 1 timme, rör om då och då.

2. Under tiden rosta pepitas i en liten stekpanna i 1 tsk olivolja på medelvärme tills de börjar poppa och blir gyllene. Placera pepitas i en liten skål; tillsätt den återstående ½ teskeden Smoky Seasoning; kasta till beläggning.

3. I en liten skål kombinera Cashew Cream och limejuice.

4. För att servera, slev chili i skålar. Toppportioner med cashewkräm, pepitas och koriander. Servera med limeklyftor.

MAROCKANSK-KRYDDADE BISONBIFFAR MED GRILLADE CITRONER

FÖRBEREDELSER:10 minuter grillning: 10 minuter gör: 4 portioner

SERVERA DESSA SNABBLAGADE BIFFARMED SVAL OCH KNAPRIG KRYDDAD MOROTSSALLAD (SE RECEPT). OM DU ÄR SUGEN PÅ EN GODBIT, GRILLAD ANANAS MED KOKOSGRÄDDE (SE RECEPT) SKULLE VARA ETT BRA SÄTT ATT AVSLUTA MÅLTIDEN.

2 msk mald kanel

2 matskedar paprika

1 msk vitlökspulver

¼ tesked cayennepeppar

4 6-ounce bison filet mignon biffar, skär ¾ till 1 tum tjocka

2 citroner, halverade horisontellt

1. Rör ihop kanel, paprika, vitlökspulver och cayennepeppar i en liten skål. Torka biffarna torra med hushållspapper. Gnid in båda sidorna av biffarna med kryddblandningen.

2. För en kol- eller gasgrill, placera biffar på grillgallret direkt på medelvärme. Täck över och grilla i 10 till 12 minuter för medium rare (145°F) eller 12 till 15 minuter för medium (155°F), vänd en gång halvvägs genom grillningen. Placera under tiden citronhalvorna, med de skurna sidorna nedåt, på grillgallret. Grilla i 2 till 3 minuter eller tills de är lite förkolnade och saftiga.

3. Servera med grillade citronhalvor att pressa över biffar.

HERBES DE PROVENCE-GNIDAD BISON FRÄMREFILÉSTEK

FÖRBEREDELSER: 15 minuter tillagning: 15 minuter stekning: 1 timme 15 minuter stå: 15 minuter gör: 4 portioner

HERBES DE PROVENCE ÄR EN BLANDNING AV TORKADE ÖRTER SOM VÄXER I ÖVERFLÖD I SÖDRA FRANKRIKE. BLANDNINGEN INNEHÅLLER VANLIGTVIS EN KOMBINATION AV BASILIKA, FÄNKÅLSFRÖN, LAVENDEL, MEJRAM, ROSMARIN, SALVIA, SOMMARSMAK OCH TIMJAN. DET SMAKSÄTTER DENNA MYCKET AMERIKANSKA STEK VACKERT.

1 3-pund bison ryggbiffstek
3 matskedar herbes de Provence
4 matskedar extra virgin olivolja
3 vitlöksklyftor, hackade
4 små palsternacka, skalade och hackade
2 mogna päron, kärnade ur och hackade
½ kopp osötad päronnektar
1 till 2 tsk färsk timjan

1. Värm ugnen till 375°F. Skär bort fettet från steken. I en liten skål kombinera Herbes de Provence, 2 matskedar olivolja och vitlök; gnid över hela steken.

2. Lägg steken på ett galler i en grund långpanna. Sätt in en ugnstermometer i mitten av steken.* Rosta, utan lock, i 15 minuter. Sänk ugnstemperaturen till 300°F. Stek i 60 till 65 minuter till eller tills kötttermometern registrerar 140°F (medium rare). Täck med folie och låt stå i 15 minuter.

3. Värm under tiden de återstående 2 msk olivolja i en stor stekpanna på medelvärme. Tillsätt palsternacka och päron; koka i 10 minuter eller tills palsternackan är knaprig, rör om då och då. Lägg till päron nektar; koka ca 5 minuter eller tills såsen tjocknat något. Strö över timjan.

4. Skiva steken tunt över kornet. Servera kött med palsternacka och päron.

*Tips: Bison är mycket magert och tillagas snabbare än nötkött. Dessutom är färgen på köttet rödare än nötkött, så du kan inte lita på en visuell signal för att bestämma färdigheten. Du behöver en kötttermometer för att meddela dig när köttet är färdigt. En ugnstermometer är idealisk, men inte en nödvändighet.

KAFFEBRÄSERAD BISON SHORT RIBS MED TANGERINE GREMOLATA OCH SELLERI ROOT MASH

FÖRBEREDELSER:15 minuter tillagning: 2 timmar 45 minuter gör: 6 portioner

BISON KORTA REVBEN ÄR STORA OCH KÖTTIGA.DE KRÄVER EN BRA LÅNGKOK I VÄTSKA FÖR ATT BLI MÖRA. GREMOLATA GJORD MED MANDARINSKAL LYSER UPP SMAKEN AV DENNA REJÄLA MATRÄTT.

MARINAD

2 koppar vatten

3 koppar starkt kaffe, kylt

2 koppar färsk mandarinjuice

2 matskedar klippt färsk rosmarin

1 tsk grovmalen svartpeppar

4 pund bisonkort revben, skär mellan revbenen för att separera

BRÄSERA

2 matskedar olivolja

1 tsk svartpeppar

2 dl hackad lök

½ dl hackad schalottenlök

6 vitlöksklyftor, hackade

1 jalapeño chili, kärnade och hackad (se dricks)

1 kopp starkt kaffe

1 kopp nötköttsbuljong (se recept) eller nötbuljong utan salttillsats

¼ kopp Paleo Ketchup (se recept)

2 matskedar Dijon-Senap (se recept)

3 matskedar cidervinäger

Sellerirotmos (se recept, Nedan)

Tangerine Gremolata (se recept, höger)

1. För marinaden, kombinera vatten, kylt kaffe, mandarinjuice, rosmarin och svartpeppar i en stor icke-reaktiv behållare (glas eller rostfritt stål). Lägg till revben. Lägg en tallrik ovanpå revbenen om det behövs för att hålla dem under vatten. Täck över och kyl i 4 till 6 timmar, arrangera om och rör om en gång.

2. För bräseringen, förvärm ugnen till 325°F. Dränera revbenen, släng marinaden. Torka revbenen med hushållspapper. Värm olivolja på medelhög värme i en stor holländsk ugn. Krydda revbenen med svartpeppar. Bryn revbenen i omgångar tills de fått färg på alla sidor, ca 5 minuter per sats. Överför till en stor tallrik.

3. Tillsätt lök, schalottenlök, vitlök och jalapeño i grytan. Sänk värmen till medel, täck över och koka tills grönsakerna är mjuka, rör om då och då, cirka 10 minuter. Tillsätt kaffe och buljong; rör om, skrapa upp brynta bitar. Tillsätt Paleo Ketchup, Dijon-stil senap och vinäger. Koka upp. Lägg till revben. Täck över och överför till ugnen. Koka tills köttet är mört, cirka 2 timmar och 15 minuter, rör försiktigt och arrangera om revbenen en eller två gånger.

4. Överför revben till en tallrik; tält med folie för att hålla värmen. Sked fett från ytan på såsen. Koka såsen tills den reducerats till 2 koppar, cirka 5 minuter. Dela rotsellerimos mellan 6 tallrikar; toppa med revbensspjäll och sås. Strö över Tangerine Gremolata.

Sellerirotmos: I en stor kastrull kombinera 3 pund sellerirot, skalad och skuren i 1-tums bitar och 4 koppar kycklingbensbuljong (se recept) eller osaltad kycklingbuljong. Koka upp; Sänk värmen. Häll av sellerirot, reservera buljong. Lägg tillbaka sellerirot i kastrullen. Tillsätt 1 msk olivolja och 2 tsk klippt färsk timjan. Använd en potatisstöt och mosa rotsellerin, tillsätt reserverad buljong, några matskedar åt gången, efter behov för att uppnå önskad konsistens.

Tangerine Gremolata: Kombinera ½ kopp klippt färsk persilja, 2 matskedar fint strimlat mandarinskal och 2 hackad vitlöksklyfta i en liten skål.

BIFFBENSBULJONG

FÖRBEREDELSER: 25 minuter stekning: 1 timme tillagning: 8 timmar gör: 8 till 10 koppar

BENIGA OXSVANSAR GÖR EN EXTREMT RIK BULJONG SOM KAN ANVÄNDAS I ALLA RECEPT SOM KRÄVER NÖTBULJONG - ELLER HELT ENKELT AVNJUTAS SOM EN PLOCKA-ME-UP I EN MUGG NÄR SOM HELST PÅ DAGEN. ÄVEN OM DE FAKTISKT BRUKADE KOMMA FRÅN EN OXE, KOMMER OXSVANSAR NU FRÅN ETT KÖTTDJUR.

5 morötter, grovt hackade

5 stjälkar selleri, grovt hackad

2 gula lökar, oskalade, halverade

8 uns vita svampar

1 lök vitlök, oskalad, halverad

2 pund oxsvansben eller nötköttsben

2 tomater

12 dl kallt vatten

3 lagerblad

1. Värm ugnen till 400°F. Ordna morötter, selleri, lök, svamp och vitlök i en stor kantad bakplåt eller en ytlig bakplåt; lägg benen ovanpå grönsakerna. Pulsera tomaterna i en matberedare tills de är slät. Fördela tomater över benen för att täcka (det är okej om en del av purén droppar på pannan och grönsakerna). Rosta i 1 till 1½ timme eller tills benen är djupt bruna och grönsakerna är karamelliserade. Överför ben och grönsaker till en 10- till 12-liters holländsk ugn eller stockpot. (Om en del av tomatblandningen karamelliseras på botten av pannan, tillsätt 1 kopp varmt vatten i pannan och skrapa upp eventuella bitar. Häll vätskan över benen och grönsakerna

och minska vattenmängden med 1 kopp.) Tillsätt det kalla. vatten och lagerblad.

2. Låt sakta koka upp blandningen på medelhög till hög värme. Sänk värmen; täck och låt sjuda buljongen i 8 till 10 timmar, rör om då och då.

3. Sila buljong; kassera ben och grönsaker. Sval buljong; överför buljong till förvaringsbehållare och kyl i upp till 5 dagar; frys i upp till 3 månader.*

Slow Cooker Instruktioner: För en 6- till 8-quarts slow cooker, använd 1 pund nötköttsben, 3 morötter, 3 stjälkar selleri, 1 gul lök och 1 vitlök. Puré 1 tomat och gnid in på benen. Rosta enligt anvisningarna och överför sedan benen och grönsakerna till långsamkokaren. Skrapa bort eventuella karamelliserade tomater enligt anvisningarna och lägg i den långsamma kokaren. Tillsätt tillräckligt med vatten för att täcka. Täck över och koka på hög värme tills buljongen kokar, ca 4 timmar. Minska till låg värme inställning; koka i 12 till 24 timmar. Sila buljong; kassera ben och grönsaker. Förvara enligt anvisningarna.

*Tips: För att lätt skumma bort buljongen, förvara buljongen i en täckt behållare i kylen över natten. Fett kommer att stiga till toppen och bilda ett fast lager som lätt kan skrapas bort. Buljong kan tjockna efter kylning.

TUNISISK KRYDDGNIDAD FLÄSKAXEL MED KRYDDIG SÖTPOTATISFRITES

FÖRBEREDELSER: 25 minuter stekning: 4 timmar gräddning: 30 minuter gör: 4 portioner

DET HÄR ÄR EN FANTASTISK MATRÄTT ATT GÖRAEN SVAL HÖSTDAG. KÖTTET STEKS I TIMMAR I UGNEN, VILKET GÖR ATT DITT HUS DOFTAR UNDERBART OCH GER DIG TID ATT GÖRA ANNAT. UGNSBAKADE SÖTPOTATISFRITES BLIR INTE KNAPRIGA PÅ SAMMA SÄTT SOM VIT POTATIS BLIR, MEN DE ÄR LÄCKRA PÅ SITT SÄTT, SPECIELLT NÄR DE DOPPAS I VITLÖKSMAJONNÄS.

FLÄSK
- 1 2½- till 3-pundsstek med ben med fläsk
- 2 tsk malen ancho chilipeppar
- 2 tsk malen spiskummin
- 1 tsk kumminfrön, lätt krossade
- 1 tsk mald koriander
- ½ tsk mald gurkmeja
- ¼ tesked mald kanel
- 3 matskedar olivolja

POMMES FRITES
- 4 medelstora sötpotatisar (ca 2 pund), skalade och skurna i ½ tum tjocka klyftor
- ½ tsk krossad röd paprika
- ½ tsk lökpulver
- ½ tsk vitlökspulver
- Olivolja
- 1 lök, tunt skivad
- Paleo Aïoli (Vitlöksmayo) (se recept)

1. Värm ugnen till 300°F. Skär bort fett från kött. Kombinera mald ancho chilipeppar, mald spiskummin, kummin, koriander, gurkmeja och kanel i en liten skål. Strö kött

med kryddblandning; Använd fingrarna och gnid in jämnt i köttet.

2. Värm 1 matsked av olivoljan på medelhög värme i en ugnssäker 5 till 6 liter holländsk ugn. Bryn fläsk på alla sidor i het olja. Täck och stek ca 4 timmar eller tills den är väldigt mör och kötttermometern registrerar 190°F. Ta bort den holländska ugnen från ugnen. Låt stå, täckt, medan du förbereder sötpotatisfritesen och löken, spara 1 matsked av fettet i den holländska ugnen.

3. Öka ugnstemperaturen till 400°F. För sötpotatisfrites, kombinera sötpotatis, de återstående 2 msk olivolja, krossad röd paprika, lökpulver och vitlökspulver i en stor skål; kasta till beläggning. Klä en stor eller två små bakplåtar med folie; pensla med ytterligare olivolja. Ordna sötpotatis i ett enda lager på de förberedda bakplåtarna. Grädda cirka 30 minuter eller tills de är mjuka, vänd sötpotatisen en gång halvvägs genom gräddningen.

4. Ta under tiden bort köttet från den holländska ugnen; täck med folie för att hålla värmen. Dränera droppar, spara 1 matsked fett. Återgå det reserverade fettet till den holländska ugnen. Tillsätt lök; koka på medelvärme i cirka 5 minuter eller tills de precis mjuknat, rör om då och då.

5. Lägg över fläsket och löken till ett serveringsfat. Använd två gafflar och dra fläsket i stora strimlor. Servera fläsk och pommes frites med Paleo Aïoli.

KUBANSK GRILLAD FLÄSKAXEL

FÖRBEREDELSER:15 minuter marinera: 24 timmar grill: 2 timmar 30 minuter stå: 10 minuter gör: 6 till 8 portioner

KÄND SOM "LECHON ASADO" I SITT URSPRUNGSLAND,DENNA FLÄSKSTEK ÄR MARINERAD I EN KOMBINATION AV FÄRSKA CITRUSJUICER, KRYDDOR, KROSSAD RÖD PAPRIKA OCH EN HEL LÖK AV HACKAD VITLÖK. ATT TILLAGA DEN ÖVER GLÖDANDE KOL EFTER EN ÖVERNATTNING I MARINADEN GER DEN FANTASTISK SMAK.

1 vitlöksklyfta, separerade, skalade och hackade
1 dl grovhackad lök
1 kopp olivolja
1⅓ koppar färsk limejuice
⅔ kopp färsk apelsinjuice
1 msk mald spiskummin
1 msk torkad oregano, krossad
2 tsk nymalen svartpeppar
1 tsk krossad röd paprika
1 4- till 5-pund benfri fläskaxelstek

1. För marinad, separera vitlökshuvudet i kryddnejlika. Skala och finhacka kryddnejlika; lägg i en stor skål. Tillsätt lök, olivolja, limejuice, apelsinjuice, spiskummin, oregano, svartpeppar och krossad röd paprika. Rör om väl och ställ åt sidan.

2. Använd en urbeningskniv och punktera djupt fläskstek överallt. Sänk försiktigt ner steken i marinaden, sänk ner den så mycket som möjligt i vätskan. Täck skålen ordentligt med plastfolie. Marinera i kylen i 24 timmar, vänd en gång.

3. Ta bort fläsk från marinaden. Häll marinaden i en medelstor kastrull. Koka upp; koka i 5 minuter. Ta bort från värmen och låt svalna. Avsätta.

4. För en kolgrill, arrangera medelvarma kol runt en dropppanna. Testa för medelvärme ovanför pannan. Lägg köttet på gallret över dropppanna. Täck över och grilla i 2½ till 3 timmar eller tills en omedelbar termometer som är insatt i mitten av steken registrerar 140°F. (För en gasolgrill, förvärm grillen. Sänk värmen till medel. Justera för indirekt tillagning. Lägg köttet på grillgallret över brännaren som är avstängd. Täck över och grilla enligt anvisningarna.) Ta bort köttet från grillen. Täck löst med folie och låt stå i 10 minuter innan du skär eller drar.

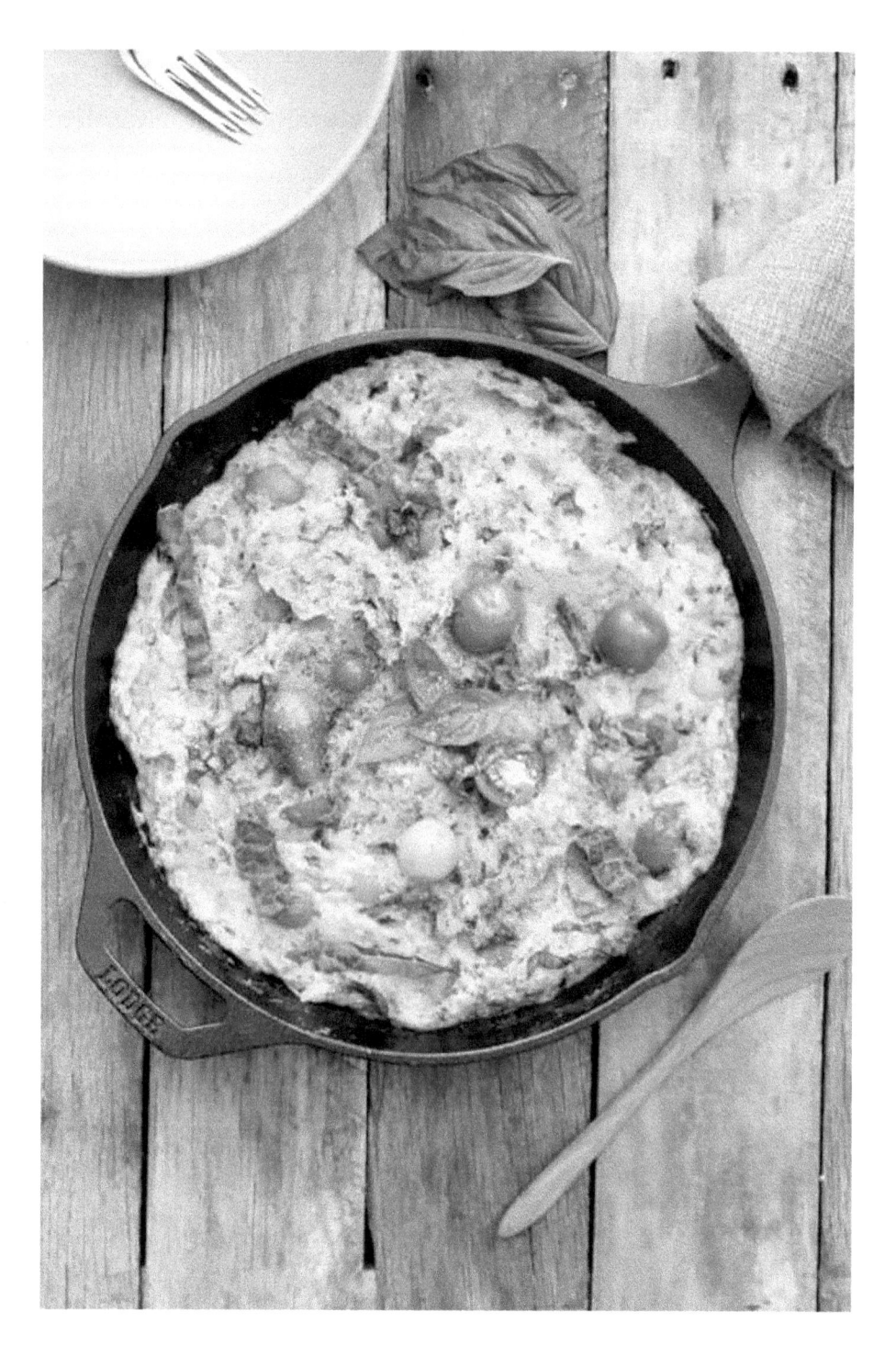

ITALIENSK KRYDDGNIDAD FLÄSKSTEK MED GRÖNSAKER

FÖRBEREDELSER: 20 minuter stekning: 2 timmar 25 minuter stå: 10 minuter gör: 8 portioner

"FRÄSCH ÄR BÄST" ÄR ETT BRA MANTRAATT FÖLJA NÄR DET KOMMER TILL MATLAGNING FÖR DET MESTA. MEN TORKADE ÖRTER FUNGERAR MYCKET BRA I RUBS FÖR KÖTT. NÄR ÖRTER TORKAS KONCENTRERAS DERAS SMAKER. NÄR DE KOMMER I KONTAKT MED FUKT FRÅN KÖTTET SLÄPPER DE UT SINA SMAKER I DET, SOM I DENNA ITALIENSKA STEK SMAKSATT MED PERSILJA, FÄNKÅL, OREGANO, VITLÖK OCH KRYDDIG KROSSAD RÖD PAPRIKA.

2 msk torkad persilja, krossad

2 msk fänkålsfrön, krossade

4 tsk torkad oregano, krossad

1 tsk nymalen svartpeppar

½ tsk krossad röd paprika

4 vitlöksklyftor, hackade

1 4-pundsstek med ben med fläsk

1 till 2 matskedar olivolja

1¼ koppar vatten

2 medelstora lökar, skalade och skurna i klyftor

1 stor fänkålslök, putsad, kärna ur och skär i klyftor

2 pund brysselkål

1. Värm ugnen till 325°F. I en liten skål kombinera persilja, fänkålsfrön, oregano, svartpeppar, krossad röd paprika och vitlök; avsätta. Knyt upp fläskstek om det behövs. Skär bort fett från kött. Gnid in köttet på alla sidor med

kryddblandningen. Om så önskas, knyt steken igen för att hålla ihop den.

2. Värm olja på medelhög värme i en holländsk ugn. Bryn köttet på alla sidor i den heta oljan. Häll av fett. Häll vattnet i holländsk ugn runt steken. Rosta utan lock i 1½ timme. Ordna lök och fänkål runt fläskstek. Täck över och rosta i 30 minuter till.

3. Trimma under tiden brysselkålsstjälkarna och ta bort eventuella vissna ytterblad. Skär brysselkålen på mitten. Lägg brysselkålen i holländsk ugn, arrangera dem över andra grönsaker. Täck och rosta i 30 till 35 minuter till eller tills grönsaker och kött är mört. Lägg över köttet på ett serveringsfat och täck med folie. Låt stå i 15 minuter innan du skär upp. Kasta grönsaker med pan saft för att täcka. Använd en hålslev och ta bort grönsakerna till serveringsfatet eller en skål; täck för att hålla värmen.

4. Använd en stor sked och skumma bort fett från pannjuice. Häll resten av pannsaften genom en sil. Skiva fläsk, ta bort benet. Servera kött med grönsaker och pannsaft.

SLOW COOKER PORK MOLE

FÖRBEREDELSER:20 minuter långsam tillagning: 8 till 10 timmar (låg) eller 4 till 5 timmar (hög) gör: 8 portioner

MED SPISKUMMIN, KORIANDER, OREGANO, TOMATER, MANDEL, RUSSIN, CHILI OCH CHOKLAD,DENNA RIKA OCH KRYDDIGA SÅS HAR MYCKET PÅ GÅNG – PÅ ETT MYCKET BRA SÄTT. DET ÄR EN IDEALISK MÅLTID ATT BÖRJA PÅ MORGONEN INNAN DU GER DIG UT FÖR DAGEN. NÄR DU KOMMER HEM ÄR MIDDAGEN NÄSTAN KLAR – OCH DITT HUS DOFTAR FANTASTISKT.

1 3-kilos benfri fläskaxelstek

1 dl grovhackad lök

3 vitlöksklyftor, skivade

1½ koppar nötköttsbuljong (se recept), Kycklingbensbuljong (se recept), eller nöt- eller kycklingbuljong utan salttillsats

1 msk mald spiskummin

1 msk mald koriander

2 tsk torkad oregano, krossad

1 15-ounce burk tärnade tomater utan salttillsats, avrunna

1 6-ounce burk utan salttillsatt tomatpuré

½ kopp skivad mandel, rostad (se dricks)

¼ kopp osavlade gyllene russin eller vinbär

2 uns osötad choklad (som Scharffen Berger 99% kakaobar), grovt hackad

1 torkad hel ancho eller chipotle chilipeppar

2 4-tums kanelstänger

¼ kopp klippt färsk koriander

1 avokado, skalad, kärnad och tunt skivad

1 lime, skuren i klyftor

⅓ kopp rostade osaltade gröna pumpafrön (valfritt) (se dricks)

1. Putsa fett från fläskstek. Om det behövs, skär köttet så att det passar en 5- till 6-quart långkokare; avsätta.

2. Kombinera lök och vitlök i långsamkokaren. I en 2-kopps glasmätbägare blanda ihop nötköttsbuljong, spiskummin, koriander och oregano; häll i spis. Rör ner tärnade tomater, tomatpuré, mandel, russin, choklad, torkad chilipeppar och kanelstänger. Lägg köttet i spisen. Häll lite av tomatblandningen över toppen. Täck över och koka på låg värme i 8 till 10 timmar eller på hög värme i 4 till 5 timmar eller tills fläsket är mört.

3. Överför fläsk till en skärbräda; svalna något. Använd två gafflar och dra isär köttet i strimlor. Täck köttet med folie och ställ åt sidan.

4. Ta bort och kassera torkad chilipeppar och kanelstänger. Använd en stor sked och skumma bort fett från tomatblandningen. Överför tomatblandningen till en mixer eller matberedare. Täck över och blanda eller bearbeta tills nästan slät. Lägg tillbaka pulled pork och sås i slowcooker. Håll värmen på låg värme tills serveringstid, upp till 2 timmar.

5. Rör ner koriander precis innan servering. Servera mullvad i skålar och garnera med avokadoskivor, limeklyftor och, om så önskas, pumpafrön.

KUMMINKRYDDAD FLÄSK- OCH SQUASHGRYTA

FÖRBEREDELSER: 30 minuter tillagning: 1 timme gör: 4 portioner

PEPPRIG SENAPSGRÖNT OCH BUTTERNUT SQUASHLÄGG TILL LIVFULL FÄRG OCH EN HEL MÄNGD VITAMINER – SÅVÄL SOM FIBRER OCH FOLSYRA – TILL DENNA GRYTA KRYDDAD MED ÖSTEUROPEISKA SMAKER.

1 1¼- till 1½-pund fläskaxelstek

1 matsked paprika

1 msk kumminfrön, finkrossade

2 tsk torr senap

¼ tesked cayennepeppar

2 msk raffinerad kokosolja

8 uns färska knappsvampar, tunt skivade

2 stjälkar selleri, skuren på tvären i 1-tums skivor

1 liten rödlök, skuren i tunna klyftor

6 vitlöksklyftor, hackade

5 koppar kycklingbensbuljong (se recept) eller kycklingbuljong utan salttillsats

2 koppar skalad butternutsquash i tärningar

3 koppar grovt hackad, putsad senapsgrönt eller grönkål

2 matskedar klippt färsk salvia

¼ kopp färsk citronsaft

1. Putsa fett från fläsk. Skär fläsk i 1½-tums kuber; lägg i en stor skål. I en liten skål kombinera paprika, kummin, torr senap och cayennepeppar. Strö över fläsk, släng för att täcka jämnt.

2. Värm kokosolja på medelhög värme i en holländsk ugn på 4 till 5 liter. Tillsätt hälften av köttet; koka tills de fått färg,

rör om då och då. Ta bort köttet från pannan. Upprepa med resterande kött. Ställ köttet åt sidan.

3. Lägg till svamp, selleri, rödlök och vitlök i den holländska ugnen. Koka i 5 minuter, rör om då och då. Återgå köttet till den holländska ugnen. Tillsätt försiktigt kycklingbensbuljong. Koka upp; Sänk värmen. Täck över och låt sjuda i 45 minuter. Rör ner squash. Täck över och låt sjuda i 10 till 15 minuter till eller tills fläsk och squash är mört. Rör ner senapsgrönsaker och salvia. Koka i 2 till 3 minuter eller tills grönsakerna är precis mjuka. Rör ner citronsaft.

FRUKTFYLLD TOPPLOMMESTEK MED KONJAKSÅS

FÖRBEREDELSER: 30 minuter tillagning: 10 minuter stekning: 1 timme 15 minuter stå: 15 minuter gör: 8 till 10 portioner

DENNA ELEGANTA STEK ÄR PERFEKT FÖRETT SPECIELLT TILLFÄLLE ELLER FAMILJESAMMANKOMST – SÄRSKILT PÅ HÖSTEN. DESS SMAKER - ÄPPLEN, MUSKOTNÖT, TORKAD FRUKT OCH PEKANNÖTTER - FÅNGAR ESSENSEN AV DEN SÄSONGEN. SERVERA DEN MED POTATISMOS OCH BLÅBÄR OCH ROSTAD RÖDKÅLSSALLAD (SERECEPT).

STEKA

1 msk olivolja

2 koppar hackade, skalade Granny Smith-äpplen (cirka 2 medelstora)

1 schalottenlök, finhackad

1 msk klippt färsk timjan

¾ tesked nymalen svartpeppar

⅛ tesked mald muskotnöt

½ kopp klippta osavlade torkade aprikoser

¼ kopp hackade pekannötter, rostade (sedricks)

1 kopp kycklingbensbuljong (serecept) eller kycklingbuljong utan salttillsats

1 3-punds benfri fläskryggstek (enkel rygg)

BRÄNNVINSSÅS

2 msk äppelcider

2 matskedar konjak

1 tsk Dijon-Senap (serecept)

Nymalen svartpeppar

1. För fyllningen, värm olivolja i en stor stekpanna på medelvärme. Tillsätt äpplen, schalottenlök, timjan, ¼ tesked av paprikan och muskotnöt; koka i 2 till 4 minuter

eller tills äpplen och schalottenlök är mjuka och ljust gyllene, rör om då och då. Rör i aprikoser, pekannötter och 1 matsked av buljongen. Koka utan lock i 1 minut för att mjuka upp aprikoserna. Ta bort från värmen och ställ åt sidan.

2. Värm ugnen till 325°F. Fjäril fläcksteken genom att skära ner mitten av steken på längden, skära till inom ½ tum från den andra sidan. Bred ut steken öppen. Placera kniven i V-snittet, vänd den horisontellt mot ena sidan av V:et och skär till inom ½ tum från sidan. Upprepa på andra sidan av V:et. Bred ut steken och täck med plastfolie. Arbeta från mitten till kanterna, slå steken med en köttklubba tills den är cirka ¾ tum tjock. Ta bort och kassera plastfolien. Bred ut fyllningen över toppen av steken. Börja från en kort sida, rulla steken till en spiral. Knyt med 100%-bomull kökssnöre på flera ställen för att hålla ihop steken. Strö steken med resterande ½ tsk peppar.

3. Lägg steken på ett galler i en grund långpanna. Sätt in en ugnstermometer i mitten av steken (inte i fyllningen). Rosta, utan lock, i 1 timme 15 minuter till 1 timme 30 minuter eller tills termometern registrerar 145°F. Ta bort steken och täck löst med folie; låt stå i 15 minuter innan du skär upp.

4. Under tiden, för konjaksås, rör om den återstående buljongen och äppelcidern till droppar i pannan, vispa för att skrapa upp brynta bitar. Sila droppar i en medelstor kastrull. Koka upp; koka ca 4 minuter eller tills såsen är reducerad med en tredjedel. Rör ner konjak och senap i

Dijon-stil. Krydda efter smak med ytterligare peppar. Servera sås till fläsksteken.

PORCHETTA-STIL FLÄSKSTEK

FÖRBEREDELSER:15 minuter marinera: övernattning: 40 minuter stekning: 1 timme
gör: 6 portioner

TRADITIONELL ITALIENSK PORCHETTA(IBLAND STAVAT PORKETTA PÅ AMERIKANSK ENGELSKA) ÄR EN BENFRI SPÄDGRIS FYLLD MED VITLÖK, FÄNKÅL, PEPPAR OCH ÖRTER SOM SALVIA ELLER ROSMARIN, SOM SEDAN LÄGGS PÅ ETT SPETT OCH ROSTAS ÖVER VED. DET ÄR OCKSÅ VANLIGTVIS KRAFTIGT SALTAT. DENNA PALEOVERSION ÄR FÖRENKLAD OCH MYCKET VÄLSMAKANDE. ERSÄTT SALVIA MED FÄRSK ROSMARIN, OM DU VILL, ELLER ANVÄND EN BLANDNING AV DE TVÅ ÖRTERNA.

1 2- till 3-pund benfri fläskfiléstek

2 msk fänkålsfrön

1 tsk svartpepparkorn

½ tsk krossad röd paprika

6 vitlöksklyftor, hackade

1 msk fint strimlat apelsinskal

1 msk klippt färsk salvia

3 matskedar olivolja

½ dl torrt vitt vin

½ kopp kycklingbensbuljong (se_recept) eller kycklingbuljong utan salttillsats

1. Ta bort fläskstek från kylskåpet; låt stå i rumstemperatur i 30 minuter. Under tiden, i en liten stekpanna, rosta fänkålsfrön på medelhög värme, rör om ofta, cirka 3 minuter eller tills de är mörka i färgen och doftar; Häftigt. Överför till en kryddkvarn eller ren kaffekvarn. Tillsätt pepparkorn och krossad röd paprika. Mal till medelfin konsistens. (Slipa inte till pulver.)

2. Värm ugnen till 325°F. Kombinera malda kryddor, vitlök, apelsinskal, salvia och olivolja i en liten skål för att göra en pasta. Lägg fläskstek på ett galler i en liten långpanna. Gnid blandningen över fläsk. (Om så önskas, lägg kryddat fläsk i en 9×13×2-tums bakform i glas. Täck med plastfolie och ställ i kylen över natten för att marinera. Överför köttet till en stekpanna innan tillagning och låt stå i rumstemperatur i 30 minuter innan tillagning.)

3. Stek fläsk i 1 till 1½ timme eller tills en omedelbar termometer som sätts in i mitten av steken visar 145°F. Överför steken till en skärbräda och täck löst med folie. Låt stå i 10 till 15 minuter innan du skär upp.

4. Häll under tiden pannsaft i ett glasmått. Skumma fett från toppen; avsätta. Placera stekpanna på spishällen. Häll vin och kycklingbensbuljong i pannan. Koka upp på medelhög värme, rör om för att skrapa upp eventuella brynta bitar. Koka ca 4 minuter eller tills blandningen är något reducerad. Vispa i reserverade panjuicer; anstränga. Skiva fläsk och servera med sås.

TOMATILLO-BRÄSERAD FLÄSKKARRÉ

FÖRBEREDELSER:40 minuter stek: 10 minuter tillagning: 20 minuter stekning: 40 minuter stå: 10 minuter gör: 6 till 8 portioner

TOMATILLOS HAR EN KLIBBIG, SAFTIG BELÄGGNINGUNDER DERAS PAPPERSSKINN. NÄR DU HAR TAGIT BORT SKALET, SKÖLJ DEM SNABBT UNDER RINNANDE VATTEN OCH DE ÄR REDO ATT ANVÄNDAS.

1 pund tomatillos, skalade, skakade och sköljda
4 serrano chili, stjälkade, kärnade och halverade (se dricks)
2 jalapeños, stjälkade, kärnade och halverade (se dricks)
1 stor gul paprika, skakad, kärnad och halverad
1 stor apelsin paprika, skaftad, kärnad och halverad
2 matskedar olivolja
1 2- till 2½-pund benfri sidfläskstek
1 stor gul lök, skalad, halverad och tunt skivad
4 vitlöksklyftor, hackade
¾ kopp vatten
¼ kopp färsk limejuice
¼ kopp klippt färsk koriander

1. Värm broilern till hög. Klä en bakplåt med folie. Ordna tomatillos, serrano chili, jalapeños och paprika på förberedd bakplåt. Stek grönsaker 4 tum från värme tills de är väl förkolnade, vänd tomatillos ibland och ta bort grönsaker när de blir förkolnade, cirka 10 till 15 minuter. Lägg serranos, jalapeños och tomatillos i en skål. Lägg paprika på en tallrik. Ställ grönsakerna åt sidan för att svalna.

2. Värm olja på medelhög värme i en stor stekpanna tills den skimrar. Torka fläskstek torr med rena hushållspapper och lägg i stekpanna. Koka tills den fått fin färg på alla

sidor, vänd steken till att få en jämn färg. Överför steken till ett fat. Sänk värmen till medium. Lägg lök till stekpanna; koka och rör om i 5 till 6 minuter eller tills de är gyllene. Tillsätt vitlök; koka i 1 minut till. Ta bort stekpannan från värmen.

3. Värm ugnen till 350°F. För tomatillosås, kombinera tomatillos, serranos och jalapeños i en matberedare eller mixer. Täck och blanda eller bearbeta tills det är slätt; lägg till löken i stekpanna. Återställ stekpannan till värmen. Koka upp; koka i 4 till 5 minuter eller tills blandningen är mörk och tjock. Rör ner vattnet, limejuice och koriander.

4. Fördela tomatillosås i en ytlig långpanna eller 3-quarts rektangulär ugnsform. Lägg fläskstek i såsen. Täck tätt med folie. Rosta i 40 till 45 minuter eller tills en omedelbar termometer som satts in i mitten av steken visar 140 °F.

5. Skär paprika i strimlor. Rör ner i tomatillosåsen i pannan. Tält löst med folie; låt stå i 10 minuter. Skiva kött; rör om sås. Servera skivat fläsk toppat generöst med tomatillosås.

APRIKOSFYLLD FLÄSKFILÉ

FÖRBEREDELSER:20 minuter stekning: 45 minuter stå: 5 minuter gör: 2 till 3 portioner

- 2 medelstora färska aprikoser, grovt hackade
- 2 matskedar osavlade russin
- 2 msk hackade valnötter
- 2 tsk riven färsk ingefära
- ¼ tesked mald kardemumma
- 1 12-ounce fläskfilé
- 1 msk olivolja
- 1 matsked Dijon-stil senap (se recept)
- ¼ tesked svartpeppar

1. Värm ugnen till 375°F. Klä en bakplåt med folie; lägg ett galler på bakplåten.

2. Rör ihop aprikoser, russin, valnötter, ingefära och kardemumma i en liten skål.

3. Gör en längdskärning av mitten av fläsket, skär till inom ½ tum från den andra sidan. Butterfly det öppet. Lägg fläsket mellan två lager plastfolie. Använd den platta sidan av en köttklubba och slå köttet lätt tills det är cirka ½ tum tjockt. Vik in bakänden för att göra en jämn rektangel. Slå köttet lätt så att det blir jämnt tjockt.

4. Fördela aprikosblandningen över fläsket. Börja i den smala änden, rulla ihop fläsket. Knyt med 100%-bomull kökssnöre, först i mitten, sedan med 1-tums mellanrum. Lägg steken på gallret.

5. Rör ihop olivoljan och senap i Dijon-stil; pensla över steken. Strö steken med peppar. Rosta i 45 till 55 minuter eller tills en omedelbar termometer som sätts in i mitten av

steken registrerar 140°F. Låt stå i 5 till 10 minuter innan du skär upp.

ÖRTSTEKT FLÄSKFILÉ MED KRISPIG VITLÖKSOLJA

FÖRBEREDELSER: 15 minuter stekning: 30 minuter tillagning: 8 minuter stå: 5 minuter gör: 6 portioner

⅓ kopp Dijon-stil senap (se recept)
¼ kopp klippt färsk persilja
2 msk klippt färsk timjan
1 msk klippt färsk rosmarin
½ tsk svartpeppar
2 12-ounce fläskfiléer
½ kopp olivolja
¼ kopp finhackad färsk vitlök
¼ till 1 tsk krossad röd paprika

1. Värm ugnen till 450°F. Klä en bakplåt med folie; lägg ett galler på bakplåten.

2. Rör ihop senap, persilja, timjan, rosmarin och svartpeppar i en liten skål för att göra en pasta. Fördela senap-örtblandningen över toppen och sidorna av fläsket. Överför fläsk till grillen. Placera steken i ugnen; sänk temperaturen till 375°F. Rosta i 30 till 35 minuter eller tills en omedelbar termometer som sätts in i mitten av steken registrerar 140°F. Låt stå i 5 till 10 minuter innan du skär upp.

3. Under tiden, för vitlöksolja, kombinera olivoljan och vitlöken i en liten kastrull. Koka på medelhög värme i 8 till 10 minuter eller tills vitlöken är gyllene och börjar bli knaprig (låt inte vitlöken brinna). Avlägsna från värme; rör ner krossad röd paprika. Skiva fläsk; sked vitlöksolja över skivorna innan servering.

INDISK-KRYDDAT FLÄSK MED KOKOSNÖTSSÅS

BÖRJA TILL SLUT: 20 minuter gör: 2 portioner

3 tsk currypulver
2 tsk saltfri garam masala
1 tsk malen spiskummin
1 tsk mald koriander
1 12-ounce fläskfilé
1 msk olivolja
½ kopp naturlig kokosmjölk (som varumärket Nature's Way)
¼ kopp klippt färsk koriander
2 msk riven färsk mynta

1. Rör ihop 2 teskedar curry, garam masala, spiskummin och koriander i en liten skål. Skiva fläsk i ½-tums tjocka skivor; strö över kryddor..

2. Värm olivolja på medelvärme i en stor stekpanna. Lägg fläskskivor till stekpanna; koka i 7 minuter, vänd en gång. Ta bort fläsk från stekpanna; täck för att hålla värmen. För sås, tillsätt kokosmjölk och de återstående 1 tsk currypulver i stekpannan, rör om för att skrapa upp alla bitar. Sjud i 2 till 3 minuter. Rör ner koriander och mynta. Lägg till fläsk; koka tills den är genomvärmd, skeda sås över fläsket.

FLÄSK SCALOPPINI MED KRYDDADE ÄPPLEN OCH KASTANJER

FÖRBEREDELSER: 20 minuter tillagning: 15 minuter gör: 4 portioner

2 12-ounce fläskfiléer
1 msk lökpulver
1 msk vitlökspulver
½ tsk svartpeppar
2 till 4 matskedar olivolja
2 Fuji- eller Pink Lady-äpplen, skalade, urkärnade och grovt hackade
¼ kopp finhackad schalottenlök
¾ tesked mald kanel
⅛ tesked mald kryddnejlika
⅛ tesked mald muskotnöt
½ kopp kycklingbensbuljong (se recept) eller utan salt tillsatt kycklingbuljong
2 matskedar färsk citronsaft
½ kopp skalade rostade kastanjer, hackade* eller hackade pekannötter
1 msk klippt färsk salvia

1. Skär filéerna i ½-tums tjocka skivor på en vinkling. Lägg fläskskivor mellan två ark plastfolie. Använd den platta sidan av en köttklubba och slå tills det är tunt. Strö skivor med lökpulver, vitlökspulver och svartpeppar.

2. Värm 2 msk olivolja på medelvärme i en stor stekpanna. Koka fläsk, i omgångar, i 3 till 4 minuter, vänd en gång och tillsätt olja om det behövs. Överför fläsk till en tallrik; täck och håll varmt.

3. Öka värmen till medelhög. Tillsätt äpplena, schalottenlök, kanel, kryddnejlika och muskotnöt. Koka och rör om i 3 minuter. Rör ner kycklingbensbuljong och citronsaft. Täck över och koka i 5 minuter. Avlägsna från värme; rör ner

kastanjerna och salvia. Servera äppelblandningen över fläsk.

*Obs: För att rosta kastanjer, förvärm ugnen till 400°F. Skär ett X i ena sidan av kastanjskalet. Detta kommer att låta skalet lossna när det tillagas. Lägg kastanjerna i en bakpanna och rosta i 30 minuter eller tills skalet dras isär från nötterna och nötterna är mjuka. Slå in de rostade kastanjerna i en ren kökshandduk. Skala skal och skinn från den gul-vita nöten.

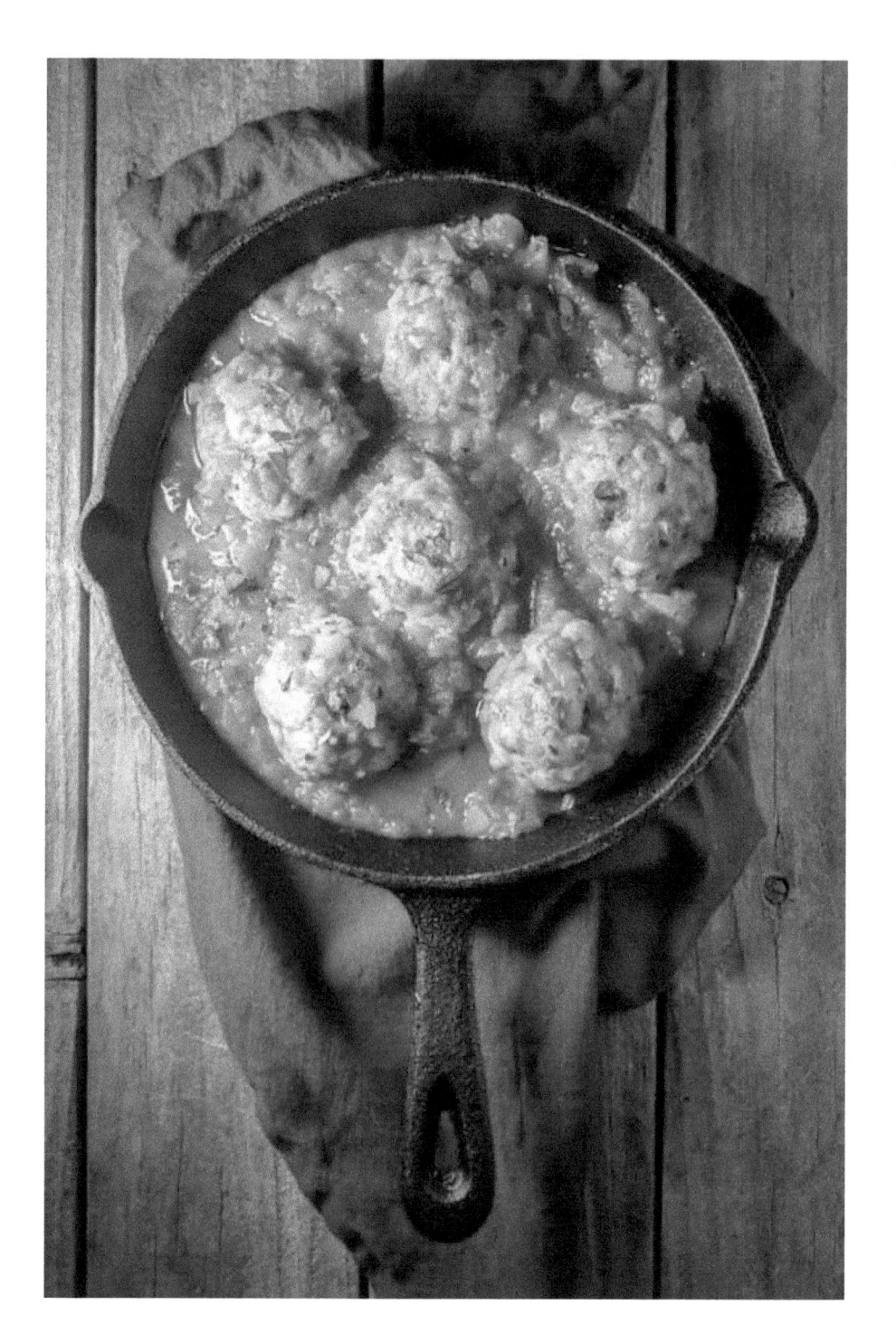

FLÄSK FAJITA WOKA

FÖRBEREDELSER: 20 minuter tillagning: 22 minuter gör: 4 portioner

1 pund fläskfilé, skuren i 2-tums remsor
3 msk saltfri fajitakrydda eller mexikansk krydda (se recept)
2 matskedar olivolja
1 liten lök, tunt skivad
½ av en röd paprika, kärnad och tunt skivad
½ av en apelsin paprika, kärnad och tunt skivad
1 jalapeño, skakad och tunt skivad (se dricks) (valfritt)
½ tesked spiskummin
1 kopp tunt skivad färsk svamp
3 matskedar färsk limejuice
½ kopp klippt färsk koriander
1 avokado, kärnad, skalad och tärnad
Önskad salsa (se recept)

1. Strö fläsket med 2 msk fajitakrydda. Värm 1 matsked av oljan på medelhög värme i en extra stor stekpanna. Tillsätt hälften av fläsket; koka och rör om ca 5 minuter eller tills den inte längre är rosa. Lägg över köttet i en skål och täck för att hålla det varmt. Upprepa med återstående olja och fläsk.

2. Vänd värmen till medel. Tillsätt den återstående 1 msk fajitakrydda, lök, paprika, jalapeño och spiskummin. Koka och rör om cirka 10 minuter eller tills grönsakerna är mjuka. Häll tillbaka allt kött och ackumulerad juice i pannan. Rör ner svamp och limejuice. Koka tills den är genomvärmd. Ta bort stekpanna från värmen; rör ner koriandern. Servera med avokado och önskad salsa.

FLÄSKFILÉ MED PORTVIN OCH KATRINPLOMMON

FÖRBEREDELSER:10 minuter stek: 12 minuter stå: 5 minuter gör: 4 portioner

PORT ÄR ETT STARKT VIN,VILKET INNEBÄR ATT DEN HAR EN SPRIT SOM LIKNAR KONJAK TILLSATT FÖR ATT STOPPA JÄSNINGSPROCESSEN. DET BETYDER ATT DET FINNS MER RESTSOCKER I DET ÄN RÖTT BORDSVIN OCH DÄRFÖR HAR DET EN SÖTARE SMAK. DET ÄR INTE NÅGOT DU VILL DRICKA VARJE DAG, MEN LITE SOM ANVÄNDS I MATLAGNING DÅ OCH DÅ ÄR BRA.

2 12-ounce fläskfiléer

2½ tsk mald koriander

¼ tesked svartpeppar

2 matskedar olivolja

1 schalottenlök, skivad

½ dl portvin

½ kopp kycklingbensbuljong (se recept) eller kycklingbuljong utan salttillsats

20 urkärnade osavlade torkade plommon (katrinplommon)

½ tsk krossad röd paprika

2 tsk klippt färsk dragon

1. Värm ugnen till 400°F. Strö fläsk med 2 tsk koriander och svartpeppar.

2. Värm olivolja på medelhög värme i en stor ugnssäker stekpanna. Lägg filén i stekpannan. Koka tills de fått färg på alla sidor, vänd till att bryna jämnt, ca 8 minuter. Sätt pannan i ugnen. Rosta, utan lock, cirka 12 minuter eller tills en termometer som är avläst direkt i mitten av steken

registrerar 140°F. Överför filén till en skärbräda. Täck löst med aluminiumfolie och låt stå i 5 minuter.

3. Under tiden, för sås, rinna av fett från stekpannan, reservera 1 matsked. Koka schalottenlök i de reserverade dropparna i en stekpanna på medelvärme i cirka 3 minuter eller tills den är brun och mjuk. Tillsätt portvin i stekpanna. Koka upp, rör om för att skrapa upp eventuella brynta bitar. Tillsätt kycklingbensbuljong, torkade plommon, krossad röd paprika och den återstående ½ teskeden koriander. Koka på medelhög värme för att minska något, cirka 1 till 2 minuter. Rör ner dragon.

4. Skiva fläsk och servera med katrinplommon och sås.

MOO SHU-STIL FLÄSK I SALLADSBÄGARE MED SNABBA INLAGDA GRÖNSAKER

BÖRJA TILL SLUT: 45 minuter gör: 4 portioner

OM DU HAR ÄTIT EN TRADITIONELL MOO SHU-RÄTT PÅ EN KINESISK RESTAURANG VET DU ATT DET ÄR EN VÄLSMAKANDE KÖTT- OCH GRÖNSAKSFYLLNING SOM ÄTS I TUNNA PANNKAKOR MED EN SÖT PLOMMON- ELLER HOISINSÅS. DEN HÄR LÄTTARE OCH FRÄSCHARE PALEOVERSIONEN INNEHÅLLER FLÄSK, KINAKÅL OCH SHIITAKESVAMP WOKADE I INGEFÄRA OCH VITLÖK OCH AVNJUTS I SALLADSWRAPS MED KNAPRIGA INLAGDA GRÖNSAKER.

INLAGDA GRÖNSAKER
- 1 kopp julienneskurna morötter
- 1 kopp julienneskuren daikonrädisa
- ¼ kopp skivad rödlök
- 1 kopp osötad äppeljuice
- ½ kopp cidervinäger

FLÄSK
- 2 msk olivolja eller raffinerad kokosolja
- 3 ägg, lätt vispade
- 8 uns fläskkarré, skuren i 2×½-tums remsor
- 2 tsk finhackad färsk ingefära
- 4 vitlöksklyftor, hackade
- 2 dl tunt skivad napakål
- 1 kopp tunt skivad shiitakesvamp
- ¼ kopp tunt skivad salladslök
- 8 st bossallatsblad

1. För snabba inlagda grönsaker, blanda ihop morötter, daikon och lök i en stor skål. För saltlake, värm äppeljuice och vinäger i en kastrull tills ångan stiger. Häll saltlaken över grönsakerna i skålen; täck och kyl tills den ska serveras.

2. Värm 1 matsked av oljan på medelhög värme i en stor stekpanna. Vispa äggen lätt med en visp. Tillsätt ägg i stekpanna; koka, utan att röra, tills den stelnat på botten, ca 3 minuter. Använd en flexibel spatel, vänd försiktigt på ägget och tillaga på andra sidan. Skjut ägget ur pannan på ett fat.

3. Återställ stekpannan till värmen; tillsätt resterande 1 msk olja. Tillsätt fläskstrimlorna, ingefäran och vitlöken. Koka och rör om på medelhög värme i cirka 4 minuter eller tills fläsket inte längre är rosa. Tillsätt kålen och svampen; koka och rör om i cirka 4 minuter eller tills kålen vissnar, svampen mjuknar och fläsket är genomstekt. Ta bort stekpannan från värmen. Skär det kokta ägget i strimlor. Rör försiktigt ner äggremsor och salladslök i fläskblandningen. Servera i salladsblad och toppa med inlagda grönsaker.

FLÄSKKOTLETTER MED MACADAMIA, SALVIA, FIKON OCH POTATISMOS

FÖRBEREDELSER: 15 minuter tillagning: 25 minuter gör: 4 portioner

TILLSAMMANS MED MOSAD SÖTPOTATIS, DESSA SAFTIGA KOTLETTER MED SALVIATOPP ÄR EN PERFEKT HÖSTMÅLTID – OCH EN SOM GÅR SNABBT ATT FIXA, VILKET GÖR DEN PERFEKT FÖR EN HEKTISK VECKOKVÄLL.

4 benfria fläskkotletter, skurna 1¼ tum tjocka
3 matskedar klippt färsk salvia
¼ tesked svartpeppar
3 matskedar macadamianötolja
2 pund sötpotatis, skalad och skuren i 1-tums bitar
¾ kopp hackade macadamianötter
½ kopp hackade torkade fikon
⅓ kopp nötköttsbuljong (se recept) eller nötbuljong utan salttillsats
1 msk färsk citronsaft

1. Strö båda sidor av fläskkotletter med 2 matskedar av salvia och peppar; gnugga in med fingrarna. Värm 2 matskedar av oljan på medelvärme i en stor stekpanna. Lägg kotletter till stekpanna; koka i 15 till 20 minuter eller tills den är klar (145°F), vänd en gång halvvägs genom tillagningen. Överför kotletter till en tallrik; täck för att hålla värmen.

2. Under tiden, kombinera sötpotatis och tillräckligt med vatten i en stor kastrull. Koka upp; Sänk värmen. Täck över och låt sjuda i 10 till 15 minuter eller tills potatisen är mjuk. Häll av potatisen. Tillsätt den återstående matskeden macadamiaolja till potatisen och mosa tills den är krämig; hålla varm.

3. För sås, tillsätt macadamianötter i stekpanna; koka på medelvärme bara tills de är rostade. Tillsätt torkade fikon och resterande 1 msk salvia; koka i 30 sekunder. Tillsätt nötköttsbuljong och citronsaft i stekpannan, rör om för att skrapa upp eventuella brynta bitar. Skeda sås över fläskkotletter och servera med sötpotatismos.

STEKGRYTA-ROSTADE ROSMARIN-LAVENDEL FLÄSKKOTLETTER MED VINDRUVOR OCH ROSTADE VALNÖTTER

FÖRBEREDELSER:10 minuter tillagning: 6 minuter stekning: 25 minuter gör: 4 portioner

ROSTA DRUVORNA TILLSAMMANS MED FLÄSKKOTLETTERNAINTENSIFIERAR DERAS SMAK OCH SÖTMA. TILLSAMMANS MED DE KRISPIGA ROSTADE VALNÖTTERNA OCH ETT STÄNK AV FÄRSK ROSMARIN GÖR DE EN UNDERBAR TOPPING FÖR DESSA REJÄLA KOTLETTER.

- 2 matskedar klippt färsk rosmarin
- 1 matsked klippt färsk lavendel
- ½ tsk vitlökspulver
- ½ tsk svartpeppar
- 4 fläskkotletter, skurna 1¼ tum tjocka (ca 3 pund)
- 1 msk olivolja
- 1 stor schalottenlök, tunt skivad
- 1½ koppar röda och/eller gröna kärnfria druvor
- ½ dl torrt vitt vin
- ¾ kopp grovhackade valnötter
- Klippt färsk rosmarin

1. Värm ugnen till 375°F. Kombinera 2 msk rosmarin, lavendel, vitlökspulver och peppar i en liten skål. Gnid in örtblandningen jämnt i fläskkotletter. Värm olivolja på medelvärme i en extra stor ugnssäker stekpanna. Lägg kotletter till stekpanna; koka i 6 till 8 minuter eller tills de fått färg på båda sidor. Överför kotletter till en tallrik; täck med folie.

2. Tillsätt schalottenlöken i stekpannan. Koka och rör om på medelvärme i 1 minut. Tillsätt vindruvor och vin. Koka ca 2 minuter till, rör om för att skrapa upp eventuella brynta bitar. Lägg tillbaka fläskkotletterna i stekpannan. Placera stekpannan i ugnen; rosta i 25 till 30 minuter eller tills kotletterna är klara (145°F).

3. Bred under tiden ut valnötterna i en grund ugnsform. Lägg till ugnen med kotletter. Rosta cirka 8 minuter eller tills det är rostat, rör om en gång för att rosta jämnt.

4. Till servering, toppa fläskkotletter med vindruvor och rostade valnötter. Strö över ytterligare färsk rosmarin.

FLÄSKKOTLETTER ALLA FIORENTINA MED GRILLAD BROCCOLI RABE

FÖRBEREDELSER:20 minuter grill: 20 minuter marinera: 3 minuter gör: 4 portionerFOTO

"ALLA FIORENTINA"BETYDER I HUVUDSAK "I FLORENS STIL." DET HÄR RECEPTET ÄR UTFORMAT EFTER BISTECCA ALLA FIORENTINA, ETT TOSKANSKT T-BEN GRILLAT ÖVER EN VEDELD MED DE ENKLASTE SMAKÄMNENA - VANLIGTVIS BARA OLIVOLJA, SALT, SVARTPEPPAR OCH EN SKVÄTT FÄRSK CITRON SOM AVSLUTNING.

1 pund broccoli rabe

1 msk olivolja

4 6- till 8-ounce ben-i fläskfilékotletter, skurna 1½ till 2 tum tjocka

Grovmalen svartpeppar

1 citron

4 vitlöksklyftor, tunt skivade

2 matskedar klippt färsk rosmarin

6 färska salviablad, hackade

1 tsk krossade rödpepparflingor (eller efter smak)

½ kopp olivolja

1. Blanchera broccolin i en stor kastrull i kokande vatten i 1 minut. Överför omedelbart till en skål med isvatten. När den svalnat, låt rinna av broccoli-raben på en bakplåt med hushållspapper, torka så torrt som möjligt med ytterligare hushållspapper. Ta bort hushållspapper från bakplåten. Ringla broccoli rabe med 1 msk olivolja, släng för att belägga; ställ åt sidan tills den ska grillas.

2. Strö över fläskkotletternas båda sidor med grovmalen peppar; avsätta. Använd en grönsaksskalare och ta bort

skalremsor från citronen (spara citronen för annan användning). Strö citronskalsremsor, skivad vitlök, rosmarin, salvia och krossad röd paprika på ett stort serveringsfat; avsätta.

3. För en kolgrill, flytta de flesta glödande kol till ena sidan av grillen, lämna lite kol under den andra sidan av grillen. Bryn kotletterna direkt över de heta kolen i 2 till 3 minuter eller tills en brun skorpa bildas. Vänd på kotletterna och stek på andra sidan i ytterligare 2 minuter. Flytta kotletterna till andra sidan av grillen. Täck över och grilla i 10 till 15 minuter eller tills den är klar (145°F). (För en gasolgrill, förvärm grillen; sänk värmen på ena sidan av grillen till medium. Bryn kotletterna enligt anvisningarna ovan över hög värme. Flytta till grillens medelvärme sida, fortsätt enligt anvisningarna ovan.)

4. Lägg över kotletterna på fatet. Ringla kotletterna med ½ kopp olivolja, vänd så att de täcker båda sidorna. Låt kotletterna marinera i 3 till 5 minuter innan servering, vänd en eller två gånger för att ge köttet smakerna av citronskal, vitlök och örter.

5. Medan kotletterna vilar grillar du broccoliraben för att förkolna lätt och genomvärma. Ordna broccoli rabe på tallriken med fläskkotletterna; sked lite av marinaden över varje kotlett och broccoli rabe innan servering.

ESCAROLE-FYLLDA FLÄSKKOTLETTER

FÖRBEREDELSER: 20 minuter tillagning: 9 minuter gör: 4 portioner

ESCAROLE KAN ÄTAS SOM GRÖNSALLAD ELLER FRÄS LÄTT MED VITLÖK I OLIVOLJA FÖR ETT SNABBT TILLBEHÖR. HÄR, I KOMBINATION MED OLIVOLJA, VITLÖK, SVARTPEPPAR, KROSSAD RÖD PAPRIKA OCH CITRON, BLIR DET EN VACKER LJUSGRÖN FYLLNING FÖR SAFTIGA PANNSTEKTA FLÄSKKOTLETTER.

4 6- till 8-ounce fläskkotletter med ben, skär ¾ tum tjocka
½ av en medelstor escarole, finhackad
4 matskedar olivolja
1 msk färsk citronsaft
¼ tesked svartpeppar
¼ tesked krossad röd paprika
2 stora vitlöksklyftor, hackade
Olivolja
1 msk klippt färsk salvia
¼ tesked svartpeppar
⅓ kopp torrt vitt vin

1. Använd en skalkniv och skär en djup ficka, cirka 2 tum bred, i den böjda sidan av varje fläskkotlett; avsätta.

2. I en stor skål kombineras escarole, 2 msk olivolja, citronsaft, ¼ tsk svartpeppar, krossad röd paprika och vitlök. Fyll varje kotlett med en fjärdedel av blandningen. Pensla kotletter med olivolja. Strö över salvia och ¼ tesked mald svartpeppar.

3. Värm resterande 2 msk olivolja i en extra stor stekpanna på medelhög värme. Bryn fläsk i 4 minuter på varje sida tills

det är gyllenbrunt. Överför kotletterna till en tallrik. Tillsätt vin i stekpanna, skrapa upp eventuella brynta bitar. Reducera panjuicen i 1 minut.

4. Ringla kotletter med pannsaft innan servering.

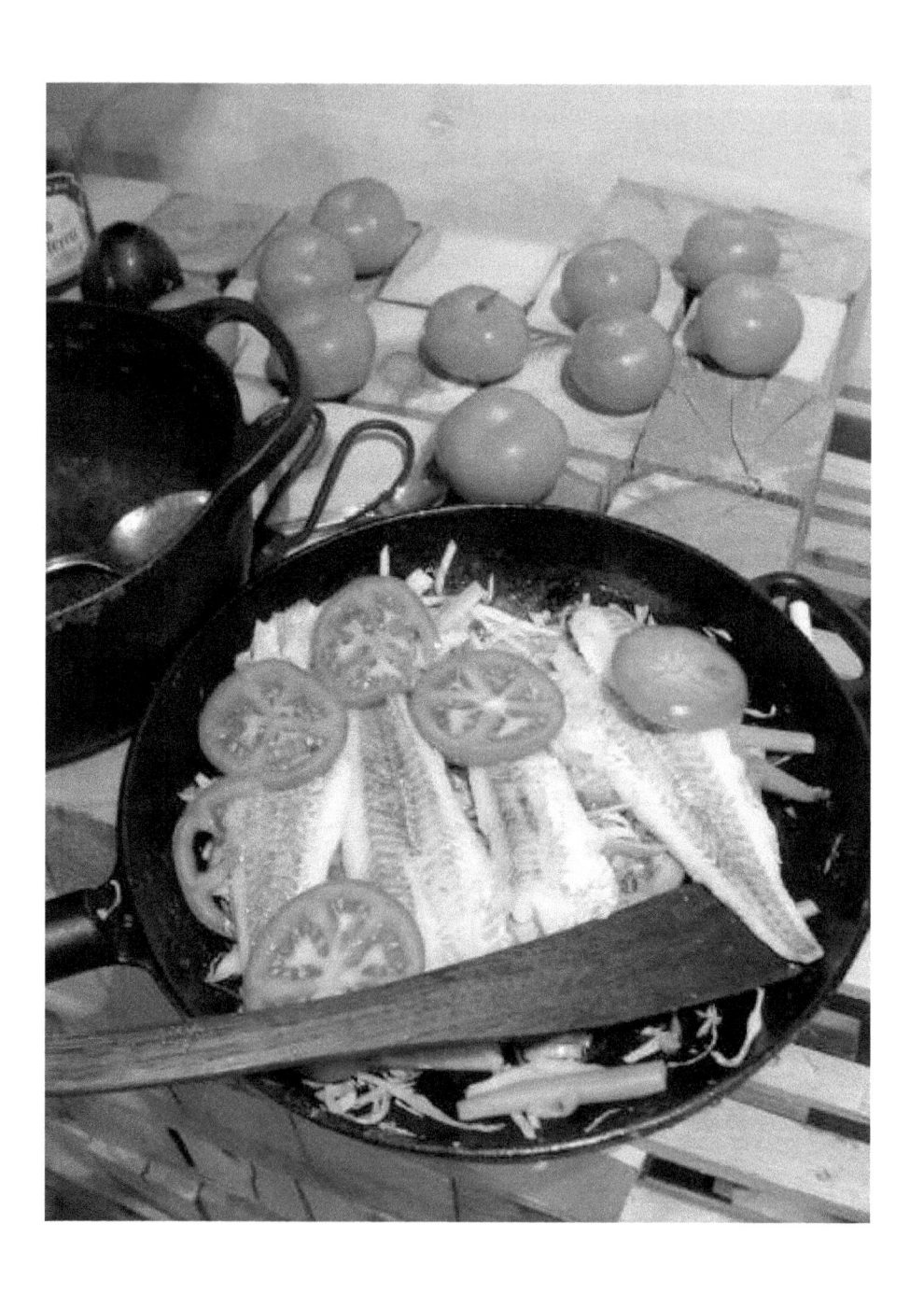

FLÄSKKOTLETTER MED DIJON-PEKANNÖTTER

FÖRBEREDELSER:15 minuter tillagning: 6 minuter gräddning: 3 minuter gör: 4 portionerFOTO

DESSA SENAPS-OCH-NÖT-CRUSTED KOTLETTERKUNDE INTE VARA ENKLARE ATT GÖRA – OCH SMAKUTBYTET ÖVERSTIGER VIDA ANSTRÄNGNINGEN. PROVA DEM MED KANELROSTAD BUTTERNUT SQUASH (SERECEPT), NYKLASSISK WALDORFSALLAD (SERECEPT), ELLER BRYSSELKÅL OCH ÄPPELSALLAD (SERECEPT).

⅓ kopp finhackade pekannötter, rostade (sedricks)

1 msk klippt färsk salvia

3 matskedar olivolja

4 ben-in-center-skurna fläskkotletter, cirka 1 tum tjocka (cirka 2 pund totalt)

½ tsk svartpeppar

2 matskedar olivolja

3 matskedar Dijon-Senap (serecept)

1. Värm ugnen till 400°F. Kombinera pekannötter, salvia och 1 matsked olivoljan i en liten skål.

2. Strö fläskkotletter med peppar. Värm de återstående 2 msk olivolja på hög värme i en stor ugnssäker stekpanna. Lägg till kotletter; koka ca 6 minuter eller tills de fått färg på båda sidor, vänd en gång. Ta bort stekpannan från värmen. Sprid senap i Dijon-stil på kotletterna; strö över pekannötsblandningen, tryck lätt ner i senap.

3. Sätt pannan i ugnen. Grädda i 3 till 4 minuter eller tills kotletterna är klara (145°F).

VALNÖTSFLÄSK MED BJÖRNBÄRSSPENATSALLAD

FÖRBEREDELSER: 30 minuter tillagning: 4 minuter gör: 4 portioner

FLÄSK HAR EN NATURLIGT SÖT SMAKSOM PASSAR BRA MED FRUKT. ÄVEN OM DE VANLIGA MISSTÄNKTA ÄR HÖSTFRUKTER SOM ÄPPLEN OCH PÄRON – ELLER STENFRUKTER SOM PERSIKOR, PLOMMON OCH APRIKOSER – ÄR FLÄSK OCKSÅ UTSÖKT MED BJÖRNBÄR, SOM HAR EN SÖTSYRLIG, VINLIKNANDE SMAK.

1⅔ koppar björnbär
1 matsked plus 1½ tsk vatten
3 matskedar valnötsolja
1 matsked plus 1½ tsk vitvinsvinäger
2 ägg
¾ kopp mandelmjöl
⅓ kopp finhackade valnötter
1 matsked plus 1½ tesked medelhavskrydda (se recept)
4 fläskkotletter eller benfria fläskkotletter (1 till 1½ pund totalt)
6 dl färska babyspenatblad
½ kopp rivna färska basilikablad
½ kopp skivad rödlök
½ kopp hackade valnötter, rostade (se dricks)
¼ kopp raffinerad kokosolja

1. För björnbärsvinägrett, kombinera 1 kopp av björnbären och vattnet i en liten kastrull. Koka upp; Sänk värmen. Sjud, täckt, i 4 till 5 minuter eller bara tills bären mjuknat och färgen blir ljust rödbrun, rör om då och då. Ta bort från värmen; svalna något. Häll odränerade björnbär i en mixer eller matberedare; täck och blanda eller bearbeta

tills den är slät. Använd baksidan av en sked och tryck mosade bär genom en finmaskig sil; kassera frön och fasta ämnen. I en medelstor skål vispa ihop silade bär, valnötsolja och vinäger; avsätta.

2. Klä en stor bakplåt med bakplåtspapper; avsätta. Vispa äggen lätt i en grund form med en gaffel. Kombinera mandelmjöl, ⅓ kopp finhackade valnötter och medelhavskrydda i en annan grund maträtt. Doppa fläskkotletter, en i taget, i ägg och sedan i valnötsblandning, vänd så att de blir jämnt. Placera belagda fläskkotletter på en förberedd bakplåt; avsätta.

3. Kombinera spenat och basilika i en stor skål. Dela grönt mellan fyra serveringsfat, arrangera dem längs ena sidan av tallrikarna. Toppa med återstående ⅔ kopp bär, rödlöken och ½ kopp rostade valnötter. Ringla över björnbärsvinägrett.

4. Värm kokosolja på medelhög värme i en extra stor stekpanna. Lägg fläskkotletter till stekpanna; koka ca 4 minuter eller tills den är klar (145°F), vänd en gång. Lägg fläskkotletter på tallrikar med sallad.

FLÄSKSCHNITZEL MED SÖTSUR RÖDKÅL

FÖRBEREDELSER: 20 minuter tillagning: 45 minuter gör: 4 portioner

I DEN "PALEO PRINCIPER" AVSNITT AV DENNA BOK, MANDELMJÖL (ÄVEN KALLAT MANDELMJÖL) ÄR LISTAD SOM EN ICKE-PALEOINGREDIENS - INTE FÖR ATT MANDELMJÖL ÄR DÅLIGT I SIG, UTAN FÖR ATT DET OFTA ANVÄNDS FÖR ATT SKAPA ANALOGER AV VETEMJÖLSBROWNIES, KAKOR, KAKOR, ETC., SOM INTE BORDE VARA EN VANLIG DEL AV EN REAL PALEO DIET®. ANVÄNDS MED MÅTTA SOM BELÄGGNING FÖR EN TUNN PILGRIMSMUSSLA AV STEKT FLÄSK ELLER FÅGEL, SOM DET ÄR HÄR, ÄR INGET PROBLEM.

KÅL

2 matskedar olivolja

1 dl hackad rödlök

6 koppar tunt skivad rödkål (cirka ½ huvud)

2 Granny Smith-äpplen, skalade, urkärnade och tärnade

¾ kopp färsk apelsinjuice

3 matskedar cidervinäger

½ tsk kumminfrön

½ tsk sellerifrön

½ tsk svartpeppar

FLÄSK

4 benfria fläskkotletter, skurna ½ tum tjocka

2 dl mandelmjöl

1 msk torkat citronskal

2 tsk svartpeppar

¾ tesked mald kryddpeppar

1 stort ägg

¼ kopp mandelmjölk
3 matskedar olivolja
Citronklyftor

1. För sötsur kål, värm olivolja på medelhög värme i en 6-liters holländsk ugn. Tillsätt lök; koka i 6 till 8 minuter eller tills de är mjuka och lättbruna. Lägg till kål; koka och rör om i 6 till 8 minuter eller tills kålen är knaprig. Tillsätt äpplen, apelsinjuice, vinäger, kumminfrön, sellerifrön och ½ tsk peppar. Koka upp; minska värmen till låg. Täck över och koka i 30 minuter, rör om då och då. Avtäck och koka tills vätskan reducerats något.

2. Under tiden, för fläsk, lägg kotletter mellan två ark plastfolie eller vaxat papper. Använd den platta sidan av en köttklubba eller kavel, slå till cirka ¼ tums tjocklek; avsätta.

3. Blanda mandelmjöl, torkat citronskal, 2 tsk peppar och kryddpeppar i en grund form. Vispa ihop ägget och mandelmjölken i en annan grund form. Belägg fläskkotletterna lätt i det kryddade mjölet, skaka av överskottet. Doppa i äggblandningen, sedan igen i det kryddade mjölet, skaka av överskottet. Upprepa med resterande kotletter.

4. Värm olivolja på medelhög värme i en stor stekpanna. Lägg till 2 kotletter i pannan. Koka i 6 till 8 minuter eller tills kotletterna är gyllenbruna och genomstekta, vänd en gång. Överför kotletter till ett varmt fat. Upprepa med de återstående 2 kotletterna.

5. Servera kotletter med kål och citronklyftor.

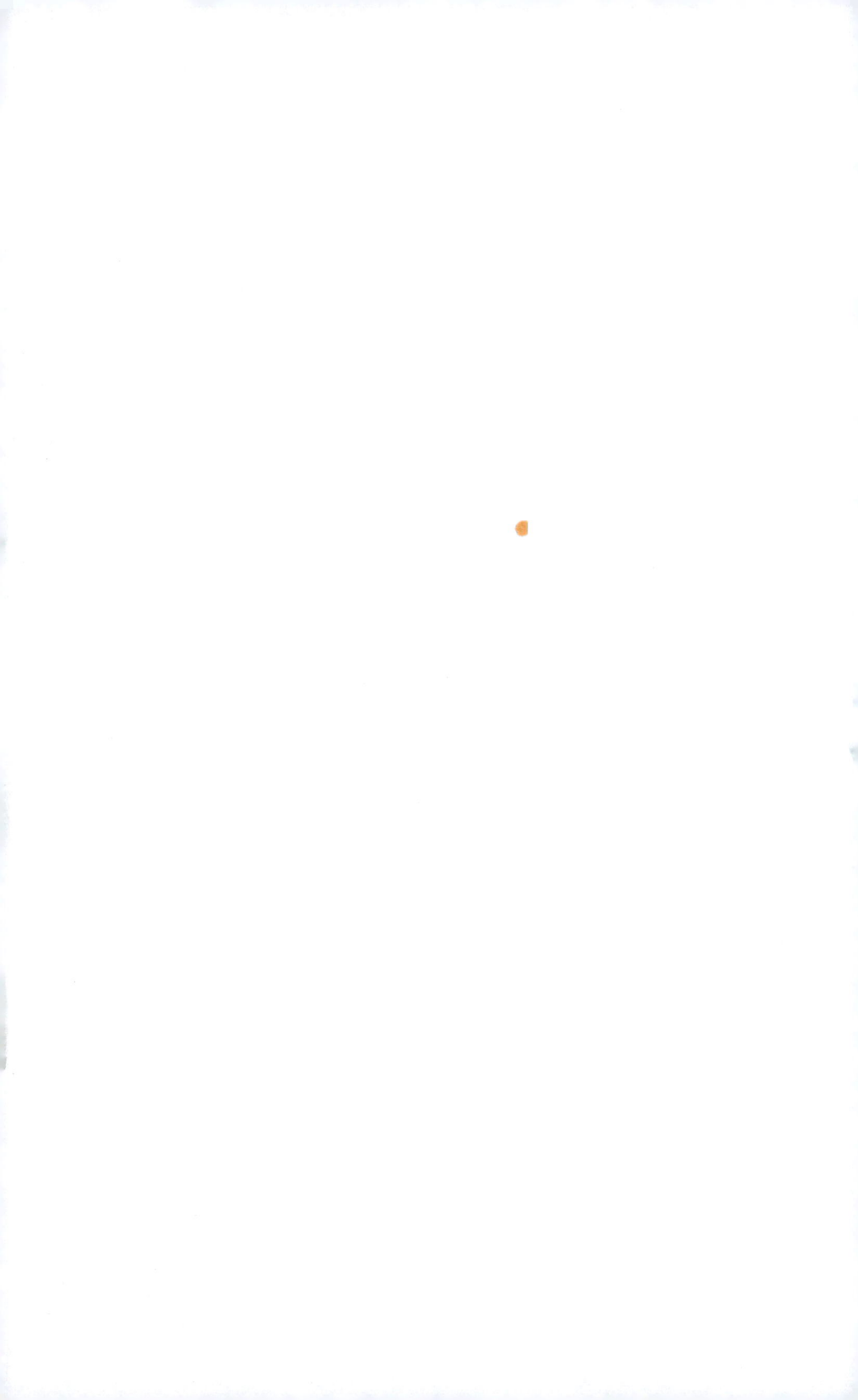

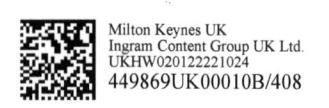

Milton Keynes UK
Ingram Content Group UK Ltd.
UKHW020122221024
449869UK00010B/408